Úlceras Vasculares

EDITOR: *Diego Molina Ruiz*

Copyright © 2016 Diego Molina Ruiz

Edita: Molina Moreno Editores molina.moreno.editores@gmail.com

Tapa blanda, Nº páginas 108. Diseño de portada: Diego Molina Ruiz

Título de la obra: Úlceras Vasculares

Libro número 13

Serie: Notas sobre el cuidado de Heridas

Primera edición: 07/10/2016

Autoras:

Autora: Alba Flores Reyes

Autora: Laura Delgado Márquez

Diego Molina Ruiz Ed.

All rights reserved / Todos los derechos reservados

ISBN-10: 1539491455
ISBN-13: 978-1539491453

Edición impresa en papel y ebook disponible en:
www.amazon.com y www.amazon.es

TÍTULO DE LA OBRA:

ÚLCERAS VASCULARES

LIBRO NÚMERO 13
SERIE: NOTAS SOBRE EL CUIDADO DE HERIDAS

AUTORAS:

ALBA FLORES REYES

LAURA DELGADO MÁRQUEZ

EDITOR: *Diego Molina Ruiz*

PRESENTACIÓN

La rápida evolución que en los últimos años han experimentado los conocimientos científicos, los medios técnicos, el desarrollo farmacológico y el propio sistema de salud se evidencia en la práctica clínica diaria. Ésta práctica comprende un conjunto de actividades que buscan responder a la necesidad de revelar, diagnosticar o examinar lesiones con fines clínicos o de investigación. En base a ello, los profesionales de la salud, desplegamos toda una actividad curativa o paliativa utilizando para ello técnicas y procedimientos propios.

La referencia a los cuidados está presente en todo el recorrido de la obra. Destaca ante todo que es una compilación centrada en los cuidados. El lector puede comprobar gratamente, que junto a un catálogo de variadas técnicas articuladas de manera concisa y completa, contiene actividades derivadas del cuidado, enunciadas con una terminología propia y entendible. Además de una exhaustiva y pormenorizada descripción de las técnicas imprescindibles, quien se acerque a sus páginas va a encontrar los elementos más reconocibles de cuidar en distintos lugares tanto en un ambiente clínico como en el domicilio del paciente. En este aspecto, en el texto se recupera la visión centrada en el paciente y no tanto hacia la técnica.

Por otra parte, se trata de una obra colectiva que ha conseguido reunir a un destacado grupo de profesionales. Esta acertada mistura de autores aporta un profundo saber práctico y actualizado, muy útil para la clínica, que es la que caracteriza a la cultura del cuidado. Si bien, cuidar de un modo excelente no es un acto o conjunto de acciones que se puedan improvisar o protocolizar. Es necesaria la individualidad, la especificidad del cuidado, que deben ir más allá de la técnica.

La obra completa denominada "Notas sobre el cuidado de heridas" se compone de 15 libros, de los cuales los 14 primeros tratan de manera específica distintos temas como son: Los distintos tipos de Heridas, Quemaduras, Lesiones cutáneas, los Cuidados tanto de Ostomías como de Traqueotomías, las diferentes tipos de Úlceras, y el Pie Diabético. Y por último el número 15 es un libro Resumen o Compendio que recoge o engloba a los 14 anteriores.

Para terminar, es importante para mí el agradecer a todos los componentes de éste ambicioso Proyecto Editorial todo el esfuerzo que han realizado, desde el estudio pormenorizado de los temas, conciso y conforme a los más recientes hallazgos de la investigación y tecnología, hasta las pautas éticas, poniendo a disposición de la sociedad en general, lo que pueda ser un referente necesario de práctica clínica en el cuidado avanzado de Heridas.

Diego Molina Ruiz

EDITOR: *Diego Molina Ruiz*

DEDICATORIA

El presente libro en particular y la colección "Notas sobre el Cuidado de Heridas" a la que pertenece, en general, van dedicados a todas las personas que padecen alguna de las lesiones que aquí se tratan. A las personas que las cuidan, sean familiares, profesionales o amigos. Y también a todas la personas interesadas en conocer o practicar todo el saber que su lectura ofrece.

¡Salud y Ánimo!

Diego Molina Ruiz

CONTENIDO

1. Introducción — 1
2. Conceptos — 3
3. Clasificación — 9
4. Riesgo — 15
5. Diagnóstico — 17
6. Tratamiento — 23
7. Complicaciones — 35
8. Prevención — 37
9. Resumen — 45
10. Bibliografía — 49
11. Anexos — 55

AGRADECIMIENTOS

A todo el elenco de autores que han hecho possible la elaboración del presente libro y en su conjunto toda la colección que forman la serie denominada "Notas sobre el Cuidado de Heridas". Un equipo de profesionales que destacan por su incansable interés por la innovación basada en la evidencia. El conocimiento apoyado por la investigación y la experimentación de practicas clínicas que conforman la experiencia del trabajo diario. Con la observación y recogida de las anotaciones necesarias para ser plasmadas y compartidas a través los textos incluidos en ésta obra.

1 INTRODUCCIÓN

El presente libro servirá como ayuda para el día a día de los profesionales de enfermería, enfocado al contexto de las úlceras vasculares, gran reto para los profesionales de enfermería dado que se trata de un problema de salud muy común y de alta prevalencia en la población.

Con ello, queremos conseguir que se conozca el actual abordaje terapéutico de las úlceras vasculares, desde aquellos conceptos esenciales, hasta aquellas técnicas de tratamiento más novedosas y actualizadas, basadas en la mejor evidencia científica disponible. Así como recomendaciones posteriores para su día a día, para la recuperación óptima de la calidad de vida, y el importante objetivo de la independencia del paciente, otorgándole capacidad para aplicarse autocuidados.

Los problemas de salud que se ocasionan, la prolongación de los cuidados y del tratamiento, tratamiento cuya existencia no es única y efectiva, generan un deterioro en la calidad de vida de estas personas. Así pues se hace necesario abordar su atención desde una perspectiva integral que contemple la prevención de los factores de riesgo y un tratamiento que tenga en cuenta un plan de cuidados integral para los pacientes y la familia.

También pretendemos que sea un libro de fácil acceso para poder solventar las dudas y que ayude a llevar a cabo las directrices más correctas del cuidado integral de las personas que padecen úlceras vasculares, así como evitar la cronicidad y recidiva, e incluso la morbimortalidad

Al igual que lograr un libro dinámico, breve, útil, y actualizado que presente los mejores cuidados en úlceras, que ayude a subsanar errores que podamos estar cometiendo actualmente o a completar carencias actuales que presentemos en nuestro desempeño profesional diario. Un tema tan común, de tal impacto y cuyo abordaje inicial comprende algo tan básico y necesario como realizar modificaciones en el estilo de vida.

De este modo, se pretende posibilitar al profesional de los

conocimientos necesarios para prevenir, valorar, diagnosticar y tratar con criterios científicos este gran problema de salud.

2 CONCEPTOS

2.1. DEFINICIÓN ÚLCERAS VASCULARES

La úlcera vascular es entendida como una lesión elemental con pérdida de sustancia cutánea, producida por alteraciones en la circulación, que afecta a las extremidades inferiores y que de forma frecuente se localiza en el tercio distal de la pierna. Este tipo de úlceras tiende a cronificarse, por lo que presenta un periodo de curación superior a seis semanas[1].

Dentro de las úlceras vasculares encontramos dos tipos de úlceras por excelencia, las ulceras arteriales y las venosas, las cuales difieren en su etiología[1].

Las úlceras arteriales tienen su origen en un déficit de riego sanguíneo, a lo que se le puede sumar procesos isquémicos crónicos, siendo las placas arterioescleróticas la causa más importante de obstrucción arterial en miembros inferiores; mientras que la úlcera venosa es aquella lesión que se origina por presencia de hipertensión venosa en el miembro inferior, siendo ésta provocada por la existencia de un reflujo de sangre de venas perforantes avalvuladas[2,3,4].

2.2. EPIDEMIOLOGÍA

Según la conferencia nacional de consenso sobre úlceras de la extremidad inferior, C.O.N.U.E.I, podemos decir que en cuanto a la epidemiología global de la úlcera de extremidad inferior, existe una prevalencia entre el 0.10 % y el 0.30%, así como una incidencia de 3 a 5 nuevos casos por mil personas y año, multiplicándose ambos datos por 2 cuando se considere el segmento de la población de edad mayor de 65 años[5].

Si nos referimos a las úlceras venosas, podemos afirmar que son las úlceras más prevalentes en extremidad inferior, ya que diversos estudios han demostrado que entre el 75% y 80% de las úlceras de extremidad inferior son de etiología venosa, presentando una prevalencia del 0.8% al 0.5% y una incidencia entre 2 y 5 nuevos casos por mil personas y año[5].

En cuanto a la úlcera arterial, cabe destacar que presenta una prevalencia entre el 0.2% y el 2% y una incidencia de 220 casos nuevos por cada millón de habitantes al año[5].

2.3. SISTEMA ARTERIAL Y VENOSO

2.3.1. SISTEMA ARTERIAL

Las arterias están constituidas por una capa interna o íntima en contacto con la luz; una capa media con eje mayor longitudinal que contiene células musculares lisas dispuestas circularmente, una matriz extracelular con fibras de colágeno y elastina; y una capa externa o adventicia constituida por fibroblastos y colágeno, por donde transcurren los vasos y nervios[6].

La función de las arterias es la de distribuir la sangre a alta presión a los tejidos, por lo que sus paredes son gruesas. Esta sangre es rica en nutrientes y oxígeno[6].

2.3.2. SISTEMA VENOSO

La circulación venosa de los miembros inferiores está constituida por dos sistemas, los cuales discurren en paralelo, dotados de válvulas unidireccionales en sentido ascendente; y por un tercer sistema que sirve de conexión entre ambos[2]:

- Sistema Venoso Profundo (SVP). Este sistema se encuentra localizado bajo la musculatura y conduce el 90% del flujo venos. En la pierna se encuentra constituido por las venas tibiales y peroneas, colectoras de los plexos venosos intramusculares y de la planta del pie.

- Sistema Venoso Superficial (SVS). Localizado en el tejido celular subcutáneo conduce el 10% del flujo venoso. Sus principales venas son la safena mayor o interna que va desde la cara interna del pie hasta la vena femoral común, y la vena safena menor o externa, la cual circula por la parte posterior de los pies hasta la vena poplítea.

- Sistema Venoso Perforante y comunicante. Su función es la de comunicar venas del sistema venoso superficial y profundo, así como venas del mismo sistema.

Estructuralmente las venas está compuestas por paredes más delgadas, con menos fibras musculares y elásticas que las arterias, pero con un diámetro superior al de la atería correspondiente. Son vasos de baja resistencia y fácilmente distensible, lo que le da la capacidad de almacenar y liberar grandes volúmenes de sangre hacia la circulación sistémica. Cabe destacar que entre el 60% y el 70% de la sangre de todo el sistema cardiovascular está almacenado en la porción venosa[2].

2.4. ETIOLOGÍA

2.4.1. ÚLCERA ARTERIAL

Hay numerosos factores que pueden influir en la aparición de una úlcera arterial, estos se pueden dividir en factores intrínsecos y extrínsecos[3].

- Factores intrínsecos
  - Trombo
  - Émbolo
  - Estenosis
  - Fístula arteriovenosa
  - Diabetes Mellitus
  - Dislipemias
  - Hipertensión arterial

- Factores extrínsecos
  - Compresión
  - Traumatismo
  - Escaso o nulo ejercicio
  - Consumo de alcohol
  - Tabaco

La asociación de dos o más de estos factores incrementa el riesgo de padecer una úlcera arterial, [3] aunque debemos decir que la patología por excelencia que provoca la aparición de úlceras arteriales es la enfermedad arterial periférica.

La Enfermedad Arterial Periférica (EAP) es una patología de difícil diagnóstico debido a que frecuentemente se presenta de forma asintomática, por lo que es necesario un alto grado de sospecha[7].

La prevalencia de EAP ha sido evaluada por diversos estudios epidemiológicos, los cuales concluyen que un 16% de la población americana y europea presenta EAP, lo que supone más de 27 millones de personas afectadas[7].

Según la Guía española de consenso multidisciplinar en Enfermedad Arterial Periférica de extremidades inferiores, se puede afirmar que en la población española la prevalencia varía entre el 4.5% - 8.5%.

En la población general, la EAP tanto sintomática como asintomática, se presenta mayoritariamente en hombres, sobre todo en la población joven, ya que a edades más avanzadas se va reduciendo la diferencia entre hombres y mujeres hasta casi igualarse[7].

La EAP se produce por un estrechamiento y endurecimiento de las arterias, lo que conlleva a una disminución del flujo sanguíneo, siendo los miembros inferiores los que se ven afectados con mayor frecuencia[2].

La causa principal de EAP es la arterioesclerosis, la cual es entendida como una enfermedad degenerativa de las arterias elásticas y musculares, caracterizada por la formación de placas de ateroma, lo que provoca una disminución progresiva de la luz arterial con alteración del flujo y posible trombosis asociada, hemorragia intra – placa, ulceración del endotelio con embolización distal o degeneración aneurismática de la pared arterial con posible rotura de la misma[2].

La principal prueba para determinar la presencia de flujo arterial y sus características es el Doppler, técnica que requiere entrenamiento y que se encuentra sometida a importantes variaciones interobservador y, además, la mera constatación de flujo; no es indicativa de normalidad. Para evitar estas cuestiones y objetivar los resultados, se han estandarizado los índices de presión (cociente entre la presión arterial sistólica de la arteria a explorar y la arteria braquial, obtenidas ambas mediante Doppler) siendo el más empleado el Índice Brazo Tobillo (ITB). Los estudios de validación de esta técnica han demostrado que valores del ITB inferior a 0.9 son diagnósticos de EAP con una sensibilidad del 95% y una especificidad del 90-100%, un valor predictivo positivo del 90% y un valor predictivo negativo del 99% cuando se comparan con los resultados de la arteriografía, aún en ausencia de clínica específica. Los valores anormales del ITB constituyen una variable continua por debajo de 0.9 considerándose que la EAP es de moderada severidad cuando el valor del ITB se encuentra entre 0.41 y 0.9%, y severa con valores inferiores a 0.4%[7].

2.4.2. ÚLCERA VENOSA

Según la evidencia disponible podemos decir que la Hipertensión Venosa Ambulatoria, secundaria a su vez a la disfunción en el cierre de las válvulas, como el elemento inicial de la fisiopatología de la úlcera venosa. En las zonas afectadas de la extremidad inferior existe una incapacidad para mantener el flujo centrípeto adecuado de retorno en situación de bipedestación.

Existen diversos factores predisponentes que en gran medida van a determinar la evolución de la HTVA y la posible úlcera, estos son entre otros[2]:

- Obesidad, debido a un aumento de la presión abdominal.
- Sedentarismo, el cual conlleva a disminuir el sistema de bomba muscular.
- Alteraciones en el pie, reducen el efecto de impulso sobre el flujo venoso.
- Alteraciones hormonales, las cuales se asocian a un mayor riesgo de shunts arteriovenosos.
- Otros factores asociados: traumatismos previos, trastornos hematológicos, intervenciones quirúrgicas…

La HTVA secundaria al flujo venoso y capilar enlentecido, provoca que los leucocitos se adhieran al endotelio capilar, disminuyendo cada vez más su luz. Cuando esta adherencia es estable e irreversible se produce una lisis del endotelio capilar con la consiguiente salida al espacio intersticial de macrófagos, los cuales son sustancias mediadoras de la inflamación. La consecuencia final de este proceso es el infarto cutáneo y la úlcera[2].

La HTVA puede tener una etiología primaria de carácter hereditario, o secundaria a un evento trombótico, o con las angiodisplasias como tercer factor, aunque éstas últimas son muy minoritarias[2].

La insuficiencia venosa crónica primaria se encuentra más relacionada con la aparición de varices, una insuficiencia venosa cónica conlleva a una condición prolongada de circulación venosa incompetente. Cuando este sistema no funciona como debería, se producen alteraciones en las válvulas y por lo tanto el retorno venoso no se realiza adecuadamente dan lugar a que parte de la sangre se acumule en el tramo inferior provocando una dilatación de las venas superficiales por hiperpresión, conocidas comúnmente como varices[2].

Desde el punto de vista morfológico las varices se pueden clasificar en[8]:

- Telangiectasias o arañas vasculares. Pequeñas venas o capilares intradérmicos que se encuentran dilatados.
- Varices reticulares. Dilataciones de las venas de pequeño calibre, generalmente localizadas en la cara externa del muslo, pierna o rodilla.
- Varices tronculares. Afectan a las venas safenas o sus ramas afluentes.

La persona que padece este tipo de insuficiencia venosa suele pasar por diversos estadios[8].

Estadio 1. Se produce un aumento del relieve, así como se puede observar una mayor coloración de las venas. Aparecen varices cilíndricas, saculares y reticulares. El paciente no suele presentar molestias.

Estadio 2. Aparece dolor intenso, pesadez o calambres en las piernas, picazón y hormigueo. El dolor empeora al parase y mejora al levantar las piernas. En este grado de insuficiencia venosa se produce el edema, el cual se agudiza sobre todo por la tarde y mejora con el descanso nocturno. Además se produce daño tisular con la consiguiente liberación de histamina y acetilcolina, agravando la sensación dolorosa.

Estadio 3. Aparece pigmentación negruzca en el maléolo, alteración de los capilares, picor y atrofia en la piel.

Estadio 4. La piel se erosiona produciéndose una úlcera que normalmente suele supurar tejido patológico.

La insuficiencia venosa crónica secundaria o post-trombo lítica, tiene una prevalencia superior a la a primaria pero menos capacidad resolutiva.

Cuando la trombosis se produce en el sistema venoso profundo, es decir, cuando se forma un trombo en el fondo de las válvulas o en la desembocadura de las venas colaterales da como consecuencia la oclusión total o parcial de las venas del sistema profundo. Esto conlleva a un daño importante en la pared endotelial y las válvulas del sistema venoso, provocando importantes trastornos tróficos como la dermatitis ocre, hipodermitis inflamatoria o la propia úlcera; y graves secuelas al paciente que probablemente repercutirán en el resto de su vida[2].

Los síntomas asociados a la trombosis venosa son: el dolor, edema de la extremidad afectada, aumento de la temperatura cutánea, cianosis, empastamiento muscular, taquicardia, polipnea y sensación de angustia[2].

Dentro de los factores predisponentes para desarrollar insuficiencia venosa secundaria encontramos: intervenciones quirúrgicas, embarazos y partos, neoplasias y algunos fármacos que aumenta la probabilidad de formación de trombos[2].

3 CLASIFICACIÓN

Las úlceras vasculares se clasifican en cuatro grandes grupos[1]:
- Úlceras venosas, debidas fundamentalmente a la hipertensión venosa o insuficiencia venosa crónica (IVC).
- Úlceras arteriales, cuya etiopatogenia incluye arteriosclerosis e hipertensión arterial.
- Úlceras neuropáticas, originadas a partir del pie diabético y de otras neuropatías.
- Úlceras vasculíticas, asociadas habitualmente a enfermedades sistémicas (hemopatías, neoplasias, infecciones).

Este apartado, así como el capítulo en su conjunto, se centra en describir las características más significativas de los dos principales tipos de úlceras vasculares: venosas y arteriales[1].

3.1. ÚLCERAS ARTERIALES

Las úlceras arteriales son aquellas en cuyo origen existe una deficiencia de aporte sanguíneo en la extremidad afectada secundario a una arteriopatía generalmente crónica. También se conocen como úlceras isquémicas. Este tipo de úlceras son especialmente sensibles a la infección debido a la isquemia presente en la zona donde se localizan[1].

En lo que respecta a su localización, habitualmente aparecen en el pie (dedos, antepié, maléolos y talón) y en el tercio distal de la pierna, aunque también pueden presentarse en sectores cercanos a la articulación de la rodilla[9].

Morfológicamente se caracterizan por su pequeño tamaño, aparición sobre planos óseos, posible bilateralidad con bordes bien delimitados, no sangrantes, con fondo costroso o placa necrótica seca en la superficie. El contorno de la pierna y el pie presentan pulsos ausentes, piel pálida, delgada, brillante, seca, con ausencia de vello, uñas engrosadas, descenso de temperatura, palidez a la elevación y eritrocianosis en declive[1,9].

La arteriosclerosis ateromatosa o arteriosclerosis obstructiva crónica, con un 90% de los casos, constituye la principal causa de arteriopatía periférica de los miembros inferiores y, por tanto, de úlcera arterial o isquémica. Esta condición se caracteriza por el estrechamiento de las arterias que llevan la sangre a los pies y a las piernas, lo que genera una disminución del flujo sanguíneo[1,9].

En algunos casos, el proceso progresa hasta la total oclusión de los vasos arteriales, por lo que suelen tener una evolución crónica con mal pronóstico dada la poca respuesta terapéutica y los procesos sistémicos concomitantes que aparecen, así como el elevado riesgo de infección ya mencionado. En general, casi siempre es necesario que se produzca una revascularización del miembro afectado y, aun así, las posibilidades de que tras la cicatrización de la úlcera el enfermo vuelva a presentar más lesiones del mismo tipo son muy altas[1].

Los signos y síntomas clínicos de la arteriopatía periférica han sido agrupados convencionalmente en la clasificación de Fontaine que encuadra a los pacientes en cuatro estadios evolutivos basados en la sintomatología[1]:

- Estadio I o asintomático. Los síntomas más característicos son frialdad, hormigueos, parestesias, palidez cutánea y calambres. Sin embargo, la mayoría de manuales pasan por alto la descripción de este estadio dado que los síntomas enumerados no pueden ser considerados indicadores fiables de la enfermedad.

- Estadio II o claudicación intermitente. El paciente siente dolor en piernas o brazos cuando los somete a ejercicio, dolor que desaparece gradualmente al cesar dicho ejercicio. La localización más frecuente del dolor es en la pantorrilla dado que el lugar de obstrucción más común es a nivel del sector femoropoplíteo. También puede afectar a las nalgas, la cadera y los muslos (sector aortoilíaco) o a los troncos más distales (sector poplíteotibiales).

La forma objetiva de medir la gravedad de la claudicación es la prueba ergométrica en la cual miden el tiempo o distancia necesarios para que se desencadene. De este modo los pacientes quedan clasificados en dos estadios: (IIa) claudicación que aparece a distancias superiores a 150 metros y no resulta incapacitante, y (IIb) claudicación que se presenta en distancias inferiores a 150 metros, pudiendo alterar el desarrollo de las actividades habituales del paciente.

- Estadio III o dolor en reposo. El síntoma cardinal de este estadio es el dolor en reposo, que puede aparecer sin que el paciente haya manifestado previamente ninguna otra molestia. Lo más frecuente es que se presente dolor intenso cuando el paciente está en reposo, especialmente al acostarse. Ello es debido a la disminución del gradiente tensional en decúbito, que da lugar a un colapso de los vasos distales. Por ello, el dolor suele manifestarse en las partes más distales de la extremidad (dedos, pie, talón) y suele ser un síntoma premonitorio de la pronta aparición de úlceras o gangrena.

- Estadio IV o lesiones necróticas. Estas lesiones pueden aparecer como un estadio más avanzado de isquemia crónica en cuyo caso suelen ser pequeñas úlceras superficiales (IVa), como consecuencia de una obstrucción arterial aguda dando lugar a grandes gangrenas que requieren intervención inmediata (IVb), o desencadenadas por algún traumatismo previo sobre la piel de un enfermo que sólo presentaba claudicación (estadio II complicado)[9]

La segunda causa de arteriopatía periférica crónica es la tromboangeítis obliterante o enfermedad de Buerger, consistente en un proceso inflamatorio que afecta a las arteriolas y vénulas en las zonas distales de pies y manos, que lentamente ocluye la luz vascular sin origen arteriosclerótico. Esta condición guarda relación con el hábito tabáquico[1,9].

Otro posible agente etiológico de este tipo de úlceras es la vasculitis, proceso consistente en una inflamación de los vasos sanguíneos que ven comprometida su función con el desarrollo de la isquemia y necrosis[1,9].

La enfermedad de Raynaud también se incluye entre los agentes etiológicos que pueden originar una úlcera arterial. Dicha enfermedad consiste básicamente en un espasmo arterial que produce decoloración de pies y manos, pudiendo afectar también a las orejas, los labios y la nariz[1,9].

El síntoma más característico en las úlceras vasculares es el dolor, que empeora en posición de decúbito. Es un dolor lacerante, agudo e insoportable para el paciente, que aparece incluso en reposo y tiende a aumentar con la actividad o roce[1,9].

Este tipo de úlceras tiende a empeorar, bien debido a algún traumatismo añadido o como consecuencia de los malos cuidados locales[1, 9].

3.1.1. TIPOS DE ÚLCERAS ARTERIALES

Las úlceras arteriales se clasifican en tres grandes grupos cuyas características principales se describen a continuación[1, 9]:

- Úlcera Hipertensiva o de Martorell. Este tipo de úlcera aparece sobre una enfermedad de base: la hipertensión diastólica de larga duración. Sus principales características son la superficialidad y tamaño reducido, los bordes irregulares e hiperémicos con fondo necrótico y la difícil cicatrización. Son poco frecuentes y pueden ser bilaterales. Suelen localizarse en la cara anteroexterna del tercio inferior de la pierna. Clínicamente comienza a modo de parche rojizo en la piel que pronto adquirirá un aspecto cianótico, dando lugar a una úlcera con un lecho grisáceo. Su origen hay que buscarlo en la isquemia causada por lesiones en las arteriolas.

- Úlcera Arteriosclerótica. Estas úlceras no suelen ser exudativas y se caracterizan por su forma plana y tamaño variable. Presentan bordes geográficos con placa necrótica seca, piel periulceral intacta y no sangrante. En general son unilaterales y se acompañan de isquemia en el pie. La extremidad presenta piel pálida, delgada, brillante, seca, sin vello y uñas engrosadas. Es característica la ausencia de pulsos en las extremidades inferiores.

- Úlcera Angeítica. Este tipo de úlcera tiene como enfermedad de base la tromboangeítis obliterante o enfermedad de Buerger. Las principales características son la ausencia de pulsos distales, con conservación de los poplíteos, aspecto plano y pequeño, con bordes irregulares en fondo atrófico. Es un tipo de lesión sumamente dolorosa, que presenta sucesivos brotes en el transcurso de la vida, muchas veces con carácter migratorio. La cirugía reparadora no suele estar indicada en este tipo de lesión, aunque la simpatectomía lumbar puede conseguir buenos resultados cuando se acompaña de un tratamiento médico adecuado[1, 9].

3.2. ÚLCERAS VENOSAS

Las úlceras venosas representan la complicación más grave de la insuficiencia venosa crónica. Se definen como una pérdida de sustancia dermoepidérmica de las partes declives de la pierna, que no cicatriza espontáneamente y tiene una gran tendencia a la recidiva[1,9].

En lo que respecta a su localización, si bien pueden aparecer en cualquier zona del tercio distal de la extremidad inferior, en el 90% de los casos se localiza en la cara lateral interna, la zona supramaleolar, la zona pretibial y en la cara lateral externa de la pierna[1,9].

Su desencadenante más habitual es un traumatismo sobre la lesión preulcerosa, aunque con cierta frecuencia se inicia de forma espontánea. Suele estar precedida por un dolor puntiforme o prurito[1,9].

Morfológicamente se caracterizan por un fondo que puede oscilar desde átono hasta francamente regenerativo. La piel que rodea la úlcera suele tener todos los signos de la dermatosis de la insuficiencia venosa: pigmentación ocre, lipoesclerosis, cianosis, induración e incluso osificación. Predominan las formas ovales, de diferentes dimensiones, generalmente de tamaño grande con bordes escavados y bien delimitados, y suelen ser unilaterales[1,9].

Dos procesos son los principales causantes del origen de las úlceras venosas; por un lado las varices esenciales o primarias (úlceras varicosas), y por otro la enfermedad postflebítica secundaria a trombosis venosas profundas (úlceras postflebíticas o postrombóticas). No obstante, sea cual sea la etiología, cualquier situación que provoque un incremento de la presión venosa en las extremidades inferiores va a provocar una serie de alteraciones a nivel de la microcirculación cutánea, las cuales se van a manifestar con la denominada dermatitis de estasis, asiento de la úlcera venosa[1, 9].

Las úlceras venosas se acompañan de distintas lesiones en la piel, que a su vez se asocian a los síntomas típicos de la insuficiencia venosa crónica y que pueden clasificarse en tres estadios, conocidos como clasificación de Widmer[1,9]:

- Estadio I. Corona flebectásica o telangiectásica en el maléolo interno y edema.

- Estadio II. Aparición de trastornos tróficos como dermatitis ocre, atrofia blanca, dermatofibroesclerosis y lipodermatoesclerosis.

- Estadio III. Úlcera cicatrizada o activa, localizada normalmente en la región supramaleolar interna.

Clínicamente es característica la aparición de dolor moderado, excepto en presencia de infección, que mejora o desaparece al elevar la extremidad afectada. Constituye una lesión altamente exudativa independientemente del tamaño o de la presencia de infección. Las úlceras venosas presentan las mayores tasas de cronicidad y recidivas en comparación con las restantes úlceras que afectan a las EEII[1, 9].

3.2.1. TIPOS DE ÚLCERAS VENOSAS

Se distinguen básicamente tres tipos de úlceras venosas cuyas principales características se describen a continuación[1]:

- Úlceras Varicosas. Sus principales características incluyen lesiones dérmicas debidas a la flebostasis, superficialidad, forma redondeada con fondo hiperémico, elevada capacidad de sobreinfección con eccema periulceroso y prurito, unilateralidad y molestias en ortostatismo. Suelen aparecer en la zona maleolar interna y su origen es la insuficiencia valvular de las venas.
- Úlceras Postrombóticas. Sus principales características incluyen trastornos cutáneos (atrofia, celulitis indurada o hiperpigmentación), fondo rojizo, bordes irregulares y molestias en posición ortostática. Aparecen igualmente en la zona maleolar interna y se asocian a antecedentes de tromboflebitis y edema crónico.

- Úlceras Estáticas. Sus principales características son bilateralidad, aparición en extremidades con edema sin problemas vasculares periféricos, trastornos cutáneos, superficialidad, formas múltiples y extensas, presencia de gran cantidad de exudado, poco dolorosas y existencia de granulación y color rojizo en el lecho de la herida. Aparecen en el área de Gaitier o zona polaina y su origen es el fallo en la bomba muscular venosa de la pantorrilla[1].

4 RIESGO

La población susceptible de padecer úlceras vasculares tiene unas características muy definidas. Por lo general se trata de una población mayor de 65 años, con mayor incidencia en mujeres e insuficiencia vascular[1].

La población de riesgo que podemos incluir en esta patología suele asociarse con los antecedentes siguientes[1].

- Mujeres embarazadas.
- Obesidad.
- Lesiones traumáticas.
- Desnutrición.
- Higiene inadecuada.
- Temperaturas extremas.
- Hipertensión.
- Diabetes.
- Anemia.
- Dislipemias.
- Tabaquismo.
- Movilización prolongada.

A modo general, distinguiendo entre las úlceras vasculares venosas (a causa mayoritariamente de la IVC), y las úlceras vasculares arteriales (consecuentes de la EAP), los factores de riesgo se ajustarían del siguiente modo[10]:

- Factores de riesgo para las úlceras venosas:
    - Modificables:
        o Hormonales (menarquia, menopausia).
        o Obesidad.

- o Ortostatismo mantenido.
- o Calor.
- o Embarazo.
- No modificables:
    - o Herencia: el riesgo se duplica si un progenitor la padece.
    - o Edad: mayores de 65 años.
    - o Sexo: mayor incidencia en mujeres.
    - o Raza: nórdicos, centroeuropeos.
- Factores de riesgo para las úlceras arteriales:
    - Modificables:
        - o Tabaquismo.
        - o Dislipemias.
        - o DM.
        - o Hipertensión.
    - No modificables:
        - o Edad: mayores de 65 años.
        - o Sexo: mayor incidencia en hombres.
        - o Raza: asiática, hispana, negra.[11]

5 DIAGNÓSTICO

5.1. DIAGNÓSTICO DIFERENCIAL

La patología vascular, por su frecuencia y gravedad, ha de ser considerada prioritaria en la actividad de los sanitarios de Atención Primaria, ya que es susceptible de prevención y, una vez establecida, su adecuado tratamiento precoz tiene implicaciones pronósticas[10].

Ante la presencia de un paciente con úlcera cutánea crónica, es importante la realización de una adecuada historia clínica en la que prestaremos especial atención a la presencia de factores de riesgo vascular, a la situación de movilidad del paciente y a sus antecedentes clínicos. Hay que preguntar por los síntomas asociados y la evolución, fijarse en el aspecto de la lesión, los bordes, el fondo y el tejido perilesional[10].

Desde el punto de vista clínico, el primer problema es dilucidar si la causa es venosa o arterial. La ausencia de lipodermatoesclerosis, de pulsos pedios o la baja presión arterial en piernas exigen la realización de Doppler y arteriografía, para confirmar la sospecha de enfermedad vascular arterial (ver anexo 1)[12].

Las úlceras de causa reumatoide o traumática se van a confirmar por la historia clínica. Las úlceras por neuropatía diabética son secundarias a traumas repetidos que el paciente no nota debido a la neuropatía. Por último, la enfermedad de Raynaud se confirma sumergiendo las manos en agua fría[3].

5.2. INSPECCIÓN Y VALORACIÓN

El estudio de la IVC se debe iniciar con una buena anamnesis, interrogando sobre la presencia de síntomas, el tiempo de evolución y su progresión, lo cual orienta sobre la posible etiología del síndrome. Los síntomas de la IVC son muy inespecíficos, por lo que también se han de investigar otras posibles causas[10].

La exploración física, siempre en bipedestación, permite determinar la presencia de los signos típicos de IVC (pesadez en las EEII, molestias al permanecer de pie, dolor, edema, picores y/o calambres, varículas, telangiectasias, varices, alteraciones cutáneas tróficas, úlceras venosas, etc.), establecer la clasificación clínica y objetivar la presencia de posibles complicaciones (varicorragia y varicoflebitis)[10].

En la EAP es típica la historia en la anamnesis de dolor en la zona gemelar que aparece al caminar una distancia más o menos constante, el cual cede con el reposo y vuelve a aparecer en la misma zona y a la misma distancia. El *cuestionario de Edimburgo*, publicado por Leng y Fowkes en 1992, tiene una sensibilidad y una especificidad del 91 y del 99%, respectivamente, para el diagnóstico de la EAP. Son unas preguntas que debe responder el propio paciente para clasificar la claudicación intermitente en tres categorías: ausente, atípica y definida (*ver anexo 2*)[11].

Debemos observar y registrar el color pálido de la piel, la temperatura, la presencia de lesiones, la ausencia de vello cutáneo y el estado de las uñas. La ausencia de pulso tibial posterior es el mejor discriminador aislado de la isquemia crónica (*ver anexo 3*)[11].

5.2.1. PRUEBA ITB (ÍNDICE TOBILLO-BRAZO)

Es la prueba más eficiente y sencilla para documentar la existencia de enfermedad arterial periférica(EAP). En ella se relaciona la presión arterial sistólica obtenida en la arteria humeral con la presión arterial sistólica obtenida en las extremidades. (ITB: Presión arterial sistólica en el tobillo/ Presión sistólica en el brazo)[11].

¿Cómo se realiza?

- Antes de realizar la prueba, el paciente debe reposar 10 minutos en posición decúbito supino.

- Medición de la presión braquial. Con el manguito humeral y la sonda Doppler continúo de 8 MHz colocado en la flexura del codo sobre el pulso. Se detecta la arteria y se insufla el manguito hasta la desaparición del flujo, luego se desinsufla paulatinamente hasta captar la frecuencia sistólica.

- Medición de la presión del tobillo. Con el manguito por encima del tobillo y la sonda Doppler continuo de 8 MHz sobre la arteria tibial posterior y pedia (ángulo entre 45° y 60°). Se detecta la arteria y se insufla hasta la desaparición del flujo, luego se desinsufla paulatinamente hasta captar la frecuencia sistólica.

El resultado se obtiene del siguiente modo:
- ITB derecho: Resultado de la mayor de las presiones sistólicas del

tobillo derecho dividido entre la mayor presión arterial sistólica en el brazo (izquierdo o derecho).
- ITB izquierdo: Resultado de la mayor de las presiones sistólicas del tobillo izquierdo entre la mayor presión arterial sistólica en el brazo (izquierdo o derecho).

ITB paciente: Resultado menor de los ITB anteriores.

La determinación del ITB en la mayoría de los casos es suficiente para resolver dudas diagnósticas, para conocer el grado de severidad hemodinámica y como dato adicional del riesgo cardiovascular. Es decir, permite realizar el diagnóstico de EAP debido a su sensibilidad del 95% y especificidad del 98%, localiza el nivel de la lesión (obstrucción) e informa de la evolución de la enfermedad y del éxito o fracaso tras la cirugía[10, 11].

Un ITB de 0,90 está estrechamente relacionado con la mortalidad por todas las causas, por lo que un ITB alterado indica un alto riesgo de sufrir morbimortalidad cardiovascular[3].

De este modo se considerará un ITB normal a los valores comprendidos entre 1,3 y 0,91. Mientras que la EAP será leve o moderada cuando su valor esté entre 0,90 y 0,51 y grave cuando sea igual o inferior a 0,50[3,13].

Para un resultado superior a 1,3 se ha de considerar que la mayor fuente de error es la calcificación de las arterias, que hace que no sean compresibles con el manguito de tensión. Esta situación es muy característica de los pacientes con diabetes mellitus o insuficiencia renal crónica de larga evolución, que van a presentar una presión y un índice falsamente elevados, incluso imposible de determinar[3, 13].

5.2.2. ARTERIOGRAFÍA

El paciente con patología vascular que ingresa en una unidad de hospitalización se caracteriza en la mayoría de los casos por presentar patología arterial o complicaciones de la diabetes. La patología venosa rara vez ingresa, salvo algunas trombosis venosas[14].

La arteriografía es, por tanto, el método diagnóstico invasivo por excelencia para visualizar el sistema arterial[14].

El estudio arteriográfico permite objetivar en plano la luz de las arterias e indirectamente, deducir el estado de su pared; nos objetiva el sector y la localización exacta donde se obstruye una arteria y se revasculariza de nuevo, informa del grado de desarrollo de las arterias colaterales existentes y orienta sobre la etiología del proceso. Esta exploración, junto al resto de las no invasivas, permite decidir la terapéutica a adoptar y en los casos quirúrgicos indicar la técnica de revascularización más adecuada[9, 14].

5.2.3 DOPPLER

5.2.3.1. ULTRASONOGRAFÍA DOPPLER

El efecto Doppler permite la detección transcutánea no invasiva del flujo. El sonido de una arteria periférica normal es trifásico o bifásico. Según aumenta la gravedad de la enfermedad arterial oclusiva, este contorno varía, y estas modificaciones son diferentes según la enfermedad se encuentre con preferencia proximal o distalmente a la sonda[13].

5.2.3.2 ECO DOPPLER VENOSO

Actualmente es la herramienta de trabajo más precisa y necesaria en el estudio diagnóstico de la patología venosa, tanto en la exploración de la insuficiencia venosa y las varices como en el diagnóstico de la trombosis venosa[9].

Con el desarrollo de la ecografía Doppler cambian los conceptos al dejar de valorarse los cambios de presión y utilizar en su lugar los cambios de velocidad. Esto ha modificado los métodos de estudio en determinados territorios y ha ayudado a establecer nuevos criterios diagnósticos[13].

Se trata de una técnica no invasiva basada en los cambios de frecuencia de ultrasonidos que define una imagen de las estructuras vasculares (imagen ecográfica) y evidencia los flujos venosos para su análisis (efecto Doppler). Esto aporta información anatómica y hemodinámica que permite confirmar y localizar la presencia de reflujo en el sistema venoso superficial (safenas), en las varices, y determinar la permeabilidad y la existencia de reflujos en el sistema venoso profundo. En cambio, no permite cuantificar la hipertensión venosa, que sólo es posible mediante neumopletismografía[9, 10].

En los MMII, los criterios desarrollados por el grupo de Strandness son[13]:

- Normal: curva trifásica, aunque puede ser bifásica, ocasionalmente, en personas ancianas, sin ensanchamiento espectral.

- Estenosis inferior al 20% (irregularidades de la pared): curvas normales pero con ensanchamiento del espectro.

- Estenosis del 20-49%: mantiene las curvas normales pero existe un marcado ensanchamiento espectral y un aumento del pico sistólico de velocidad (PSV) superior al 30% respecto a la arteria proximal normal.

- Estenosis del 50-99%: pérdida del componente diastólico de la curva, aumento del PSV superior al 100% y marcado ensanchamiento espectral.

- Oclusión: ausencia de relleno con color y de flujo con el Doppler pulsado.

En la actualidad, el criterio más utilizado es el aumento del PSV, sin embargo no se ha definido claramente el papel de esta prueba en la valoración del paciente con patología arterial de las EEII, ni estos criterios se han aceptado unánimamente[13].

Por lo general, la IVC no requiere confirmación por eco-doppler; dicha técnica sólo estará indicada en caso de duda diagnóstica y en el estudio prequirúrgico de las varices. Esta valoración quirúrgica requiere una 'cartografía' venosa muy minuciosa con el objetivo de detectar qué venas están implicadas y qué estrategia quirúrgica es la más adecuada. Se aconseja que el estudio sea lo más cercano a la fecha de intervención, tras indicación, y realizado por parte del cirujano vascular[10].

6 TRATAMIENTO

6.1 VALORACIÓN INICIAL.

- Para poder tratar de forma correcta las ulceras vasculares deben abordarse de una manera multidisciplinar, que incluya tanto corregir los factores de riesgo como las causas que las producen, así como solucionarlas de manera quirúrgica y tratarlas de manera farmacológica. El papel de enfermería en este tipo de heridas resulta muy importante, ya que se encarga de los cuidados locales.

- Ante un paciente con una úlcera en las piernas deberemos en primer lugar proceder a la valoración del paciente en todos sus aspectos.

- Clasificar la úlcera. Es importante diferenciar las ulceras venosas de las ulceras arteriales. Buscar pulsos arteriales en los pies, y si no se encuentran o hay alguna dificultad, realizar una prueba de Doppler de EEII, tomando presiones para averiguar el índice tobillo/brazo.

- Tratar enfermedades de base. Como la diabetes, hipertensión arterial, hiperuricemia, para favorecer la resolución de la úlcera ya existente como para evitar la aparición de otras nuevas.

- Valorar factores que inhiben una buena cicatrización. En caso de pacientes tratados con corticoides, antibióticos, antiinflamatorios, psicofármacos o anticancerosos.

- Nutrición del paciente. Es fundamental mantener una buena

hidratación del paciente y realizar una valoración de sus necesidades nutricionales. Instaurar una dieta adecuada, aportando suplementos adicionales en caso necesario.

6.2 TRATAMIENTO MÉDICO.

- Medidas generales

  - Abstención del hábito tabáquico:

- Es una medida clave en los pacientes fumadores para reducir la morbimortalidad tardía.

  - Ejercicio físico.

- Los programas de ejercicio físico supervisado se han demostrado eficaces para mejorar la claudicación intermitente, además de mejorar la calidad de vida, los factores de riesgo, la función endotelial y los marcadores hemorreológicos[2]. Caminar al menos 30 minutos diarios es la mejor recomendación para prevenir la aparición de úlceras arteriales en la enfermedad arterial periférica (EAP).

  - Control de la HTA.

- Una tensión arterial elevada es uno de los factores de riesgo más importantes en estos enfermos. Para tenerla controlada, además de medidas generales como una vida sana, ejercicio y dieta, usaremos de manera farmacológica medicamentos como el ramipril, enalapril y demás inhibidores de la enzima de conversión de la angiotensina.

- Ulceras arteriales.

- El objetivo del tratamiento de las ulceras de origen vascular consiste, por un lado, en mejorar la situación funcional de la extremidad, y por otro, prevenir las complicaciones de la enfermedad.

- La primera indicación terapéutica será eliminar los factores de riesgo ya que los pacientes con EAP sintomática tienen un aumento de la mortalidad al cabo de 10 años 15 veces mayor que los pacientes sin EAP[2].

- En segundo lugar se debe controlar la EAP propiamente dicha, en un intento de mejorar la circulación arterial.

  - Control de la hiperlipidemia

    o Estatinas.

- En aquellos pacientes que tengan el problema sobreañadido de poseer niveles elevados de colesterol deben ser tratados con los fármacos específicos para este tipo de alteración. La mayor evidencia científica del efecto beneficioso de las estatinas en personas con colesterol elevado añadido al contexto de una ulcera vascular se obtiene con la simvastatina y la atorvastatina.

  - Antiagregantes plaquetarios:

    o Ácido acetilsalicílico.

- Se ha comprobado que el uso de ácido acetilsalicílico puede reducir la mortalidad cardiovascular empleado en pacientes con EAP.

    o Clopidogrel

- Es un fármaco antiagregante que ha demostrado ser más potente que la aspirina en la reducción de los eventos secundarios cardiovasculares. La combinación de clopidogrel con ácido acetilsalicílico podría ser superior a la monoterapia sola[2].

- Ulceras venosas.

  - Pentoxifilina.

- En cuanto al tratamiento médico de las ulceras venosas, existen pocos fármacos que se consideren realmente útiles. Solamente el uso de la pentoxifilina por encima de 400 mg diarios se ha considerado eficaz en la cicatrización de este tipo de úlceras. Se trata de un vasodilatador periférico que favorece la perfusión microcirculatoria a través de un aumento de la fluidez de la sangre y de sus efectos antitrombóticos. Parece ser un tratamiento efectivo para las úlceras venosas de piernas utilizado en conjunto con medidas de compresión o incluso sin ellas en pacientes que no pueden utilizarlas. Las contraindicaciones para su uso incluyen pacientes alérgicos a la cafeína y sus derivados, embarazo, lactancia y uso de anticoagulantes[2, 15].

- Flavonoides.

- Los flavonoides suelen utilizarse como complementos dietéticos, y podemos encontrarlos en plantas y preparados como chocolate, te y vinos rojos. Se administra vía oral, siendo los más utilizados la Fracción Flavonoide Micronizada Purificada (MPFF) y el Hidroxietilrutósido (HR)[15]. En cuanto a su uso en el tratamiento de la úlcera venosa de pierna, hay estudios que apoyan que puede favorecer la cicatrización, sin embargo, en revisiones sistemáticas no se han podido sacar conclusiones solidas que apoyen que son favorables para los pacientes con ulceras venosas[2].

- Diuréticos

- Por último, el uso de diuréticos debe tenerse en cuenta en los casos donde la terapia compresiva resulta ineficaz[16].

6.3 TRATAMIENTO QUIRÚRGICO.

- Úlceras arteriales.

Las técnicas quirúrgicas de revascularización arterial de la pierna están indicadas en isquemias críticas crónicas y en casos de claudicación intermitente invalidante refractaria al tratamiento médico. La revascularización del flujo arterial del miembro inferior permite aumentar la cantidad de sangre que llega al pie, evitando así la amputación hasta en un 89% de los casos[17].

Para conseguir dicha revascularización se utilizan en la actualidad sobre todo dos técnicas, la revascularización o bypass y la angioplastia transluminal percutánea.

- Revascularización o bypass.

La revascularización o bypass consiste en llegar quirúrgicamente a través de la parte superior de la pierna hasta la arteria femoral con el fin de realizar una derivación de la parte obstruida de la arteria con parte de otro vaso sanguíneo. Los vasos sanguíneos o injertos de venas que se usan para el procedimiento de derivación pueden ser partes de una vena de las piernas. En algunas situaciones, puede usarse un injerto protésico para la derivación, en lugar de un injerto de vena[18, 2].

El éxito de las derivaciones en una arteria de la pierna depende de la presencia de una vena utilizable y del carácter reversible o limitado de las lesiones isquémicas distales.

- Angioplastia transluminal percutánea.

Esta técnica es más reciente y menos invasiva que la anterior. Es un procedimiento poco invasivo que se usa para restituir una mejor circulación arterial en la parte inferior de la pierna gracias a la colocación de un stent en la parte de la arteria afectada, que impide que esta se estreche nuevamente.

- Úlceras venosas.

Para la elección del tratamiento quirúrgico de las ulceras de origen venoso, debemos comprobar antes que nada cual es la causa de que el retorno venoso esté disminuido. Como ya sabemos, el sistema venoso se divide en sistema venoso superficial y sistema venoso profundo, además del sistema perforante, que une ambos. Para determinar si el problema de la hipertensión venosa proviene de uno u otro sistema debemos realizar un Eco Doppler, esto nos identificará si la vena defectuosa es la vena safena y, por tanto, el problema se encuentra en el sistema venoso superficial, o por el contrario, si existe una insuficiencia venosa profunda[19].

- Insuficiencia venosa superficial.

o Safenectomía.

En el caso de que la causa provenga del sistema venoso superficial la indicación quirúrgica será la safenectomía. Esta técnica consiste en la extirpación de las venas varicosas de la extremidad inferior que se encuentren afectadas. De tal manera, al extirpar estas venas conseguimos que la circulación venosa se redistribuya hacia el sistema venoso profundo.

- Insuficiencia venosa profunda.

La mayoría de las veces, la causa de un mal retorno venoso proviene del sistema venoso superficial, en cambio otras proviene de una insuficiencia venosa profunda. En estos casos suele tratarse de pacientes que sufrieron una trombosis venosa profunda, que recibieron tratamiento con anticoagulantes y como consecuencia su sistema venoso profundo quedó dañado. Estos pacientes presentan trayectos de vena obstruidos de forma permanente. La intervención quirúrgica irá enfocada en este caso a desobstruir las venas, a realizar un bypass o a reconstruir las válvulas[19].

    o Angioplastia transluminal percutánea.

Este procedimiento, explicado anteriormente, consigue desobstruir la vena dañada o bloqueada utilizando un globo para ensanchar la vena obstruida y colocando posteriormente un stent para evitar que se estreche de nuevo.

    o Bypass.

Esta técnica también fue explicada con anterioridad. A través de la cirugía se consigue redistribuir el flujo sanguíneo alrededor de la vena afectada, usando como conducto un vaso sanguíneo de otra parte del cuerpo para formar una derivación.

    o Valvuloplástia.

En el caso de que las válvulas venosas se encuentren dañadas se pueden reconstruir de manera quirúrgica.

6.4 CUIDADOS DE ENFERMERÍA.

- Manejo de la úlcera.

Para poder realizar una correcta aproximación al cuidado de la úlcera y de cualquier herida en general debemos tener una visión global del paciente, así como realizar un abordaje multidisciplinar que integre los cuidados de todos los profesionales de la salud. Desde enfermería se elaborará un plan de cuidados que englobe el tratamiento de la lesión y una evaluación del proceso.

En todos los tipos de úlceras y heridas se deben valorar una serie de aspectos que determinaran el enfoque que le demos al tratamiento local. Algunos de estos aspectos o criterios serían los siguientes.

    - Etiología de la lesión.
    - Estado general del paciente.
    - Alergias
    - Fase de curación de la ulcera.
        o Sangrado.

- Limpieza.
- Granulación.
- Maduración.
- Epitelización.
- Estadio de la lesión.
  - Localización.
  - Extensión.
  - Profundidad.
  - Estado de los bordes y zona perilesional.
  - Exudado, olor.
- Presencia de infección.
- Estado vascular de la extremidad.
- Presencia de edemas.
- Presencia de dolor y características: localización, duración, frecuencia, intensidad, medidas de alivio.

Durante los últimos cincuenta años, la investigación sobre cicatrización se enfocó desde un único ángulo, la cura en ambiente húmedo. Este principio promovía el uso de productos que mantuvieran un ambiente húmedo en el lecho de la herida que propiciara la proliferación de los tejidos y la migración epitelial. Los apósitos usados durante este proceso controlaban el exudado, provocaban un desbridamiento autolítico y facilitaban una curación más fisiológica[2].

Hace ya algunos años que esto está quedando atrás y se está implantando otro modelo de tratamiento de úlceras y heridas crónicas basado en la preparación del lecho de la herida definido este como "la gestión coordinada de una herida con el fin de acelerar los procesos endógenos o facilitar la curación y la eficacia de otras medidas terapéuticas". En la práctica clínica este concepto seria resumido por el acrónimo TIME *(ver anexo 4 y 5)*[2].

El modelo TIME está compuesto por cuatro componentes, el control del tejido no viable (T), control de la inflamación y de la infección (I), control del exudado (M) y estimulación de los bordes epiteliales (E). A continuación se explicará el manejo de una úlcera vascular desde el abordaje del modelo TIME.

- **T**. Control del tejido no viable.

  - Úlcera arterial.

Como en todas las heridas lo primero que debemos hacer es proceder a la limpieza, esta debe hacerse en primera instancia con suero fisiológico (si no disponemos de suero podemos proceder con agua destilada o agua potable) y así eliminar por arrastre todo resto de exudado. Una vez limpia haceros un secado exhaustivo de la zona lesionada. Este desbridamiento por arrastre es el control del tejido no viable[20].

En el caso concreto de las úlceras arteriales debemos distinguir en primer lugar si el miembro está pendiente de ser revascularizado o si vuelve a tener circulación arterial funcional.

Cuando el miembro aún no está revascularizado (miembro sin pulso) las lesiones isquémicas que presentara serán consideradas necrosis secas y por tanto será imprescindible conservar un ambiente seco para evitar una necrosis húmeda, la sepsis y terminar teniendo que amputar el miembro. Aplicaremos simplemente un antiséptico siendo pocos agresivos a la hora de desbridar la herida[2].

Cuando ya se ha procedido a la revascularización los cuidados deben ser más exhaustivos. Tendremos especial cuidado en la limpieza y desbridamiento de la úlcera, controlando el exudado, el tejido necrótico y la aparición de infección. Si el curso de la herida no evoluciona favorablemente será remitido al angiólogo.

o Úlcera venosa.

En primer lugar se procederá, como ya hemos comentado, a la limpieza y secado de la úlcera. Es importante destacar que este tipo de úlceras de larga duración puede presentar esfacelos, en este caso se deberán eliminar para prevenir la infección. La técnica se hará con mucho cuidado, procurando no dañar las estructuras adyacentes ni el tejido viable. Si queremos intensificar la eficacia consideraremos la utilización de productos coadyuvantes como las preparaciones enzimáticas[21]. No es aconsejable un desbridamiento autolítico con apósitos con alto contenido en agua, como los hidrogeles y los hidrocoloides, ya que suelen ser úlceras muy exudativas y provocaría una humedad excesiva. La curación en estos casos se vuelve lenta y no se recomienda utilizarla junto con la terapia compresiva[20].

- **I**. Control de la inflamación y de la infección.

La infección es la complicación más frecuente de la úlcera en extremidad inferior y una de las principales causas de que la herida se vuelva crónica. Las heridas crónicas suelen contener una gran carga bacteriana. Si sospechamos que la úlcera se ha infectado debemos realizar un cultivo y un antibiograma[2].

o Úlcera arterial.

Cuando hablamos de úlceras arteriales es muy importante hacer una detección precoz de la infección. En pacientes que a causa de una isquemia crítica de la extremidad ya presentan lesiones, celulitis o infección es necesaria una antibioterapia sistémica.

o Úlcera venosa.

Las úlceras venosas raramente producen infecciones sistémicas, suelen ser infecciones locales, pudiendo presentar celulitis. En primera instancia el tratamiento de la infección debería estar enfocado al cuidado y tratamiento de la úlcera (limpieza, desbridamiento, control del exudado). No es recomendable el uso sistemático de soluciones antisépticas. En el caso de que la úlcera presente infección local o la herida no consiga curarse después de mucho tiempo debería considerarse el uso de antisépticos locales. Existen nuevas fórmulas que liberan yodo y plata más lentamente y que se han considerado más eficaces en el tratamiento de este tipo de úlceras reduciendo la carga bacteriana de un modo seguro y eficaz[2].

Se desaconseja el uso de antibióticos tópicos, ya que inhiben la cicatrización, crean sensibilización cutánea y resistencia bacteriana. Tampoco se ha demostrado eficaz el uso de antibióticos sistémicos, su uso estaría restringido solo a los casos de infección clínica[15].

- **M**. Control del exudado.

Una gran cantidad de exudado implica un aumento de la humedad en el lecho de la herida y contribuye a la maceración de esta y de los bordes epiteliales. Por el contrario si el lecho de la herida se encuentra excesivamente seco implicaría un retraso en la cicatrización. En el mercado existen gran variedad de productos enfocados hacia el control del exudado (foams, fibras gelificantes, alginatos...), pero hablaremos de ellos más en profundidad más adelante.

o Úlceras arteriales.

Ya anteriormente distinguimos entre ulceras arteriales pendientes de revascularizar o ya revascularizadas. En el caso de que hay no hayamos revascularizado el miembro lo que buscamos es una cura en ambiente seco, evitando por completo la existencia de humedad en la herida. Si por el contrario se trata de un miembro ya revascularizado lo que nos interesa es utilizar productos que promuevan una cura en ambiente húmedo. No existen evidencias en la efectividad de un producto de cura húmeda sobre otro por lo que para poder elegirlo nos centraremos en factores como el tipo de tejido, presencia y cantidad de exudado, estado de la piel perilesional, etc...[2].

o Úlcera venosa.

Las úlceras venosas suelen producir más cantidad de exudado por lo que su control debe ser más exhaustivo en este tipo de heridas. La medida más eficaz es la combinación de apósitos que controlen el exudado y medidas de compresión. La compresión ayuda a mantener el equilibrio de humedad, reduce la inflamación y el edema, además de favorecer la circulación sanguínea. Se debe prestar especial atención en el estado de los vendajes, cambiándolos siempre que se manchen o se aflojen[2]. No se recomienda el uso de apósitos que contribuyan a una excesiva humedad, como los hidrogeles e hidrocoloides, son más recomendables los productos que controlen el exudado[15].

- **E.** Estimulación de los bordes epiteliales.

La cicatrización de una herida parte desde los bordes, desde fuera hacia adentro. Un manejo adecuado de la zona perilesional nos asegurará una correcta cicatrización. Los bordes epiteliales pueden presentar varias alteraciones. Si ha habido un exceso de humedad y su color es blancuzco estarán macerados. El contacto con un exceso de exudado hará que la piel esté eritematosa, también pueden aparecer eccemas por una excesiva sequedad[21].

o Úlceras arteriales.

Para que tenga lugar la cicatrización de una úlcera de origen arterial es imprescindible que se haya reestablecido la circulación del miembro, sin esta premisa nunca podrá curarse. La piel perilesional de estas úlceras suele presentarse característicamente pálida, brillante, ausente de bello, frágil y seca y los bordes suelen ser definidos. Una vez revascularizada se buscara la utilización de apósitos no adherentes, que respeten los bordes y el lecho de la herida. Los apósitos más recomendados serían los compuestos por siliconas[2, 17].

o Úlcera venosa.

La piel perilesional de las úlceras venosas suele ser hiperpigmentada, presenta eccemas y eritemas y los bordes son irregulares. Las complicaciones más frecuentes en los bordes de la herida son la maceración y los eritemas, provocado por un exceso de exudado. El exceso de humedad hace que la piel adquiera un aspecto mojado y blanco, así como el exudado irrita la piel haciendo que aparezcan zonas eritematosas, incluso que se desarrollen nuevas ulceraciones[15].

- Terapia compresiva en la úlcera venosa.

La terapia compresiva es la clave del tratamiento de la úlcera venosa. Permite reducir la hipertensión venosa, reduce los edemas y ayuda a la cicatrización. Actúa sobre el sistema venoso hemodinámico y sobre la microcirculación.

Consiste en un sistema que, mediante vendas o medias, consigue favorecer el retorno venoso gracias a la aplicación de una determinada presión ejercida progresivamente desde la parte distal hasta la proximal. Requiere un ITB mayor a 0.8 para descartar compromiso arterial en el miembro afectado[2]. Deben ser colocadas desde que se levante por la mañana, utilizarlas durante todo el día y retiradas al acostarse[15].

Los efectos beneficiosos sobre el sistema venoso son los siguientes[21]:
- Aumenta el flujo sanguíneo de la microcirculación.
- Favorece la liberación de leucocitos y evita que se adhieran más.
- Disminuye el edema.
- Reduce la filtración capilar y aumenta la reabsorción tisular.
- Mejora la bomba de los músculos de la pierna.

Existen diferentes modalidades de esta terapia.
- Vendajes.

    o Inelásticos o de baja elasticidad (Short stretch).

La baja elasticidad de sus fibras impide que ceda ante cambios de volumen, tanto en la expansión del musculo en el movimiento como en el edema. Conseguimos con esto que la presión ejercida sea baja durante el reposo y que la presión más alta sea en el movimiento o si se presenta un edema. Son más eficaces en pacientes con un gran reflujo en el sistema venoso profundo[2]. Son bien tolerados por el paciente pero son difíciles de colocar, por lo que deben ser aplicados por personal entrenado[15].

    o Elásticos (Long stretch).

Estos vendajes son muy elásticos y extensibles, se adaptan a los cambios anatómicos de las piernas por lo que ejercen presión tanto en movimiento como en reposo. Son beneficiosas para mantener una presión constante durante largos periodos de tiempo, incluso en reposo.

o Multicapas.

Combinan las propiedades de ambos vendajes. Están constituidos por más de una capa. Tiene tanto la propiedad de los vendajes elásticos, porque ejercen una presión constante, como la de los vendajes inelásticos, porque dan presiones altas en el movimiento y bajas en reposo.

- Medias elásticas terapéuticas.

Estas medias terapéuticas ejercen una presión controlada, mejorando y facilitando la circulación sanguínea. Su uso es específico en la insuficiencia venosa crónica y en tratamientos posoperatorios. Se venden en ortopedias y existen diferentes tejidos y medidas para adaptarse a las necesidades específicas de cada paciente. Está evidenciado que su uso tras la cicatrización de una úlcera venosa previene su recidiva.

6.5 PARCHES Y APÓSITOS.

Se han elaborado dos tablas con los diferentes apósitos y productos más utilizados en la curación de las ulceras vasculares. En la primera se exponen los diferentes productos que encontramos así como sus indicaciones terapéuticas *(ver anexo 6)*. En la segunda se muestran los productos que deberían emplearse o que serían más beneficiosos según el lecho de la herida, además de explicar las acciones que deberíamos llevar a cabo en los diferentes casos *(ver anexo 7)*[2].

En los anexos del 5 al 11 *(anexos 8-14)*[22] se muestras diferentes apósitos y productos empleados en la curación de las úlceras y heridas.

7 COMPLICACIONES

Respecto a las complicaciones de las úlceras vasculares podemos encontrarnos principalmente con la infección, sin embargo hay otras posibles complicaciones como son la varicoflebitis o varicotrombosis, varicorragia, dermatitis e incluso como última instancia, necrosis [23, 24, 25]:

- Infección.

Es una de las complicaciones más frecuentes. Dentro de la infección su etiología más frecuente es por microorganismos (bacterias o virus). Se pueden observar enrojecimientos, inflamación, mal olor o presencia de pus en el lecho de la herida entre otros síntomas

- Varicoflebitis o varicotrombosis.

Se trata de unas de las complicaciones más importantes de las úlceras vasculares, debido a que se caracteriza por la formación de un coágulo en el interior de una variz. Se presenta como un cordón duro, doloroso y eritematoso. El problema radica en que el trombo puede extenderse a zonas próximas como son la femoral o poplítea.

- Varicorragia.

Se trata del sangrado o rotura de una vena varicosa que erosiona la piel. Su frecuencia es mayor en la zona del tobillo, y ésta puede aparecer por traumatismos o de forma espontánea.

- Dermatitis.

Se trata de inflamación de la piel, enrojecida que produce picor.

- Necrosis.

Se trata del último eslabón de complicaciones de las úlceras vasculares, en caso de que éstas no hayan sido tratadas adecuadamente junto a la aparición de infecciones que hacen que se produzca la muerte del tejido de la zona afectada debiéndose intervenir y tratar de forma urgente.

8 PREVENCIÓN

Cuando hablamos de prevención nos referimos al hecho de evitar por todos los medios posibles que se produzca la úlcera, tanto arterial como venosa, y una vez que se han producido estas, dirigiremos todos los medios a su tratamiento y curación, así como recomendaciones para el autocuidado del día a día del paciente, debido a que la independencia en su propio cuidado supone calidad de vida y puede impedir la aparición de complicaciones derivadas o el agravamiento de éstas.

Del mismo modo se hace necesaria una buena relación enfermera-paciente y una buena cooperación con el paciente y sus familiares, para que se responsabilicen de seguir nuestras recomendaciones y directrices.

8.1. EDUCACIÓN Y CONTROL DESDE ATENCIÓN PRIMARIA

Desde atención primaria tendremos un especial cuidado con las piernas, y desde en enfermería, en concreto desde Atención Primaria (AP) se lleva un seguimiento de todos los pacientes que presentan al menos una úlcera vascular o riesgo de padecerla con períodos de cita programados dirigidos específicamente para aportar información educativa sanitaria referente a los temas que requieren un cuidado minucioso, como es el caso de que presenten enfermedades asociadas como pueden ser obesidad, hipertensión o diabetes. Al igual que recomendaciones de cuidados diarios como son el correcto cuidado de las piernas y pies, higiene, uso de zapatos, ejercicio, nutrición y hábitos tóxicos, entre otros. Todo ello tiene la finalidad de que los pacientes sean capaces de aplicarse autocuidados para mejorar su calidad de vida, evitar también las posibles complicaciones, e incluso la aparición de las úlceras vasculares.

8.1.1. OBESIDAD

La obesidad es un factor de riesgo que perjudicará de forma que aumentará la resistencia a la insulina en caso de pacientes diabéticos, dificultad para realizar actividad física, así como dificultad para la cicatrización de las úlceras al aumentar el peso. Lo que conlleva a una mala calidad de vida y mal control de esta patología vascular con efectos negativos añadidos a la curación y posible empeoramiento[25].

8.1.2. HIPERTENSIÓN ARTERIAL (HTA)

La HTA es un factor de riesgo importante para la curación de las úlceras, en este caso, ulceras vasculares, debido a que la enfermedad hipertensiva incrementa la probabilidad de episodios cardiovasculares, como son accidente cerebrovascular, infarto de miocardio, o muerte cerebrovascular[27]. Lo que modifica el riego sanguíneo necesario para la curación. Por lo que es conveniente aportar educación sanitaria en relación a esta patología, su tratamiento y dieta[2].

Por lo que se hace necesario el seguimiento de la HTA desde las consultas de enfermería de atención primaria. Los criterios según la Asociación Americana de la Diabetes [27] son:

- Si la Presión Arterial (PA) está en 130-139/80-89 mmHg, se podría dar un margen de 3 meses a los cambios en el estilo de vida.
- Si no se alcanza en 3 meses el objetivo o si la PA es > 140/90 mmHg, se deben instaurar tratamientos con fármacos, comenzado con un IECA o ARA-II, o diurético tiacídico.

8.1.3. GLUCEMIA

Cuando la glucemia no se encuentra entre los límites normales considerados según Barutell, Artola & Serrano[26] "Glucemia basal y prepandial 70-130mg/dl; Glucosa postprandial: Menos de 180mg/dl, y A1C:7%". El término prepandial corresponde con los niveles de glucosa en la sangre antes de comer, y el término postprandial a las concentraciones de glucosa después de comer. Puede originar complicaciones y problemas a la hora de la curación de las úlceras vasculares, por lo que se deben realizar controles y proporcionar educación sanitaria en relación a evitar hipo e hiperglucemias[28].

8.2. CUIDADOS Y RECOMENDACIONES GENERALES
8.2.1 HÁBITOS HIGIÉNICO POSTURALES

En cuanto a los hábitos higiénico posturales en los pacientes que presentan úlceras arteriales es necesario que sigan una serie de directrices[2,29]:

- Mantener calientes los miembros inferiores, mediante el uso de calcetines de lana, pero evitando las fuentes directas y extremas de calor.
- Elevar el cabecero de 10 a 15 cm.
- Evitar el uso de prendas ajustadas de cintura hacia abajo.

- Evitar la presión de la ropa de la cama en los pies.
- Mantener las piernas en posición declive
- Evitar el vendaje compresivo.

Respecto a los hábitos higiénico posturales en los pacientes que presentan úlceras venosas es necesario que sigan las siguientes recomendaciones[2, 30]:

- Evitar fuentes directas de calor en los miembros.
- Evitar el uso de roja ajustada que pueda dificultar la circulación venosa.
- Mantener las piernas elevadas siempre que sea posible, lo que disminuye el dolor y la pesadez.
- Evitar la bipedestación estática o estar sentados demasiado tiempo. En el caso de no poder evitarlo si se está mucho tiempo de pie se aconseja mover los pies y flexionar las rodillas, o por el contrario si se pasa demasiado tiempo sentado se aconseja no cruzar las piernas.
- Dormir con los pies de la cama elevados unos 15 cm.
- Evitar el estreñimiento.

8.2.2 INSPECCIÓN

Es muy importante inspeccionar las piernas y los pies diariamente en busca de cambios en la anatomía, de color, temperatura, hinchazón, así como varices y dolor. Acudir al centro médico en caso de cambios en su estado.

8.2.3 HIGIENE Y ASEO

Es fundamental el aseo diario de las piernas y pies para evitar posibles lesiones secundarias a la piel seca, como pueden ser grietas, callos, durezas, que pueden causar infección, abscesos o incluso celulitis[2].

Se recomienda el uso de jabones con un pH similar al de la piel que no ataque demasiado a la microflora bacteriana de la piel, y para su aplicación preferentemente usar esponja o la mano con la finalidad de no irritar la piel[2,28].

Es necesario ajustar la temperatura del agua evitando altas temperaturas y finalizar el baño con una ducha de agua fría desde los tobillos hasta los muslos[31].

Posteriormente es importante un aclarado minucioso y secado sin frotar para dejar los pies bien secos dando suaves toques y prestando atención a los espacios interdigitales, para que no otorgue posibilidad a riesgo de infección por hongos de no estar debidamente secos[2,32,33,28].

Una vez finalizado el aseo, cuando la piel está seca es conveniente aplicar crema hidratante evitando los pliegues cutáneos. Ésta no debe ser perfumada ni contener alcohol. La finalidad es que la piel sea más elástica, y por tanto difícil de lesionar[2].

8. 2. 4 CALZADO

El principal consejo es no caminar descalzo, debido a que pueden producirse daños en los pies y riesgo de golpes o a exposición a calor y frío. En cuanto a los zapatos, éstos no deben ser ni demasiado planos ni con tacón, si no anchos y aconsejablemente de una altura entre 3 y 4 cm. En cuanto al material, es preferible que sea de piel para que se adapte más al pie[34].

8.2.5 EJERCICIO

En cualquier patología es importante un mínimo de actividad y movimiento para la mejora de la salud, adaptado a las condiciones, particularidades e individualidades, y en nuestro caso, para paciente con úlceras vasculares el ejercicio puede ser un factor beneficioso en cuanto a un mejor aporte sanguíneo a los miembros inferiores, y mejor condición física. Además, en caso de obesidad, ayuda a la pérdida de peso, lo que repercutirá en términos de cicatrización y calidad de vida.

A la hora de comenzar e iniciar cualquier actividad física en pacientes con problemas de úlceras vasculares, debemos tener en cuenta que amplitud de movimiento y ejercicio permite la condición del paciente para poder realizar actividad con el menor impedimento. En caso de presentar alguna complicación añadida es necesario que consulte al médico antes de realizar deporte[32].

Es conveniente no olvidar que debe utilizarse un calzado adecuado para realizar ejercicio para que no comprima el pie, lo deje respirar y evitar rozaduras y formación de microtraumas[28].

Tanto para las úlceras arteriales como venosas es necesario realizar ejercicio de manera regular. Se recomienda andar como mínimo 4 veces por semana durante 30 minutos[34], alejándonos por tanto, del nocivo sedentarismo.

Para la patología arterial se aconseja ejercicio físico moderado, debido a que el movimiento de la bomba muscular activa y mejora el retorno venoso[2]. Las actividades más recomendadas nadar, caminar o montar en bicicleta[30].

Para la patología venosa, normalmente se suele promover el reposo y el descanso con elevación de las extremidades inferiores, por lo que un ejercicio adecuado en períodos donde el paciente no note hinchazón, se aconsejan diferentes ejercicios a realizar con los pies, uno se realiza de pie y otro tumbado[35]:

- De pie:

  - Se realizan dos series de ejercicios de movimiento manteniendo la posición en cada ejercicio durante 30 segundos.
  - Descanso de 30 segundos entre cada serie.
  - La intensidad de grado de tensión en la extensión muscularse valora del 1 al 10, (1 es ningún esfuerzo y 10 máximo esfuerzo). La norma es entre 5 y 7.

- Tumbado:

  - Se realizan tres series de 15 y 20 repeticiones de cada ejercicio.
  - Descanso de 1 minuto entre cada ejercicio.
  - La intensidad de trabajo siguiendo el patrón del 1 al 10 debe ser entre 5 y 7.

8.2.6 ASESORAMIENTO NUTRICIONAL.

Un buen estado nutricional es esencial para la correcta curación y cicatrización de las úlceras vasculares así como de mantener un peso adecuado, ya que el sobrepeso es un problema añadido que puede dificultar la curación de las úlceras, por lo que es necesario que el paciente se encuentre entre los límites del peso normal[36].

No existe una dieta específica para los pacientes que tienen algún tipo de ulcera vascular, sino que se recomienda seguir una alimentación equilibrada para lograr un óptimo estado metabólico, debido a que un hiperaporte o hipoaporte energético contribuirá originando problemas indeseados. Por lo que llevar una alimentación equilibrada en la que se incorpore todos los micronutrientes necesarios contribuye a mantener un peso adecuado según el IMC de cada persona[36].

Es necesario realizar una valoración nutricional de forma individualizada para valorar el estado nutricional de la persona a la que vayamos a tratar, lo que garantizará el éxito en el trato del paciente y la curación de la úlcera vascular[36]. En el caso de que el paciente no cubra sus requerimientos calórico-proteicos[37], se pueden incluir aportes de dichas carencias mediante suplementos energéticos que cubran aquellos estados carenciales de vitaminas y nutrientes. Esto es debido a que el hecho de llevar una alimentación deficiente de forma prolongada compromete al sistema inmunológico y a la pérdida física y funcional de músculo reduciendo las proteínas[36].

Las vitaminas A, C y E, antioxidantes, zinc y arginina mejoran notablemente la curación de las heridas[37].

Para las úlceras venosas y úlceras vasculares, se recomienda seguir una dieta equilibrada con la particularidad de la reducción de sal e hipolipídica evitando alimentos ricos en grasas y azúcares industriales, ya que además, de esta forma ayuda a mantener el peso[2,30].

En cuanto al seguimiento de una alimentación equilibrada y sana, ésta debe contener todos los nutrientes en cantidad y calidad suficientes de forma que se cubran todas las exigencias para mantener el equilibrio energético del organismo según edad y peculiaridades individuales[38].

Es recomendable seguir las directrices de la pirámide de la alimentación *(Ver Anexo 15)*[39] para la elaboración correcta de los menús diarios en este tipo de pacientes con úlceras vasculares, excluyendo en todo lo posible grasas, aceites y dulces.

En general, las necesidades nutricionales diarias son de 60% para hidratos de carbono (Hc), 15% proteínas y 25% grasas[39]. En cuanto a la frecuencia, *(Ver Anexo 16)* para una mayor información.

8.2.7 HÁBITOS TÓXICOS

Tanto para las úlceras venosas como arteriales es importante concienciar a los pacientes de abandonar el tabaco, alcohol y otras drogas. Esto es debido a que por un lado, el tabaco favorece la producción de enfermedades del aparato circulatorio como arteriosclerosis, alterando los factores de coagulación, sistema inmunitario y paredes de las arterias[40], lo que dificulta la curación de la úlcera, e incluso puede agravarla. Además la nicotina produce vasoconstricción arterial, lo que favorece la isquemia periférica activando la agregación plaquetaria lo que a su vez aumenta el tamaño de las placas de ateroma favoreciendo la producción de trombos[41].

En cuanto al alcohol, es comúnmente sabido que afecta no sólo a las células cerebrales, sino al hígado, riñón y páncreas. El consumo prolongado de alcohol además afecta dificultando el control de la presión arterial alta, originar problemas cardíacos, e incluso causar problemas neurológicos[42].

Por tanto, es necesario que los profesionales sanitarios estén formados ampliamente en este tema y aconsejen a todos sus pacientes que a ser posible no comiencen a fumar o que abandonen este hábito para prevenir el tabaquismo y sus efectos nocivos, al mismo modo que sucede con el alcohol.

8.2.8 OTRAS RECOMENDACIONES

Prestar especial atención a no exponerse directamente a radiadores o bolsas de agua caliente, mantas eléctricas, así como saunas o larga exposición al sol, ya que pueden empeorar el estado de las úlceras vasculares[30,28].

Los masajes son siempre una buena opción, y hay que saber cómo realizarlos adecuadamente, de modo que sea desde el tobillo hasta el muslo[28], y pueden realzarse durante la dicha alternando con agua caliente y finalizando con agua fría para estimular la circulación.

Es necesario continuar con una inspección diaria de las piernas y pies, y en caso de que se sienta dolor al caminar o que aparezcan nuevas lesiones es necesario acudir al centro sanitario para evaluar el nuevo estado y continuar adecuadamente con el seguimiento[28].

9 RESUMEN

En Este libro abordamos las úlceras vasculares, las cuales son entendidas como lesiones elementales con pérdida de sustancia cutánea, producidas por alteraciones en la circulación, que afectan a las extremidades inferiores y tienden a cronificarse.

Estas úlceras acogen principalmente a las úlceras arteriales y venosas, por lo que es imprescindible realizar un recuerdo anatómico y fisiológico del sistema arterial y venoso.

Una vez que se ha contextualizado las úlceras vasculares, procedemos a explicar con detalle todo lo perteneciente a éstas, abordando en primera instancia su etiología, la cual variará según hablemos de úlcera arterial o venosa.

Dentro de las úlceras arteriales, a su vez, encontramos diversos tipos, así como dentro de las úlceras venosas; conocer cada una de ellas es primordial para poder diferenciales y diagnosticarlas adecuadamente. Además cada una puede presentar un estadio diferente que marcará nuestra forma de actuar.

A continuación abordaremos los factores de riesgo, esenciales para poder realizar unos cuidados de calidad, ya que deberemos de intentar corregir aquellos que son modificables y que influyen en gran medida en el desarrollo de las úlceras.

El tratamiento de las úlceras de origen vasculares debe abordarse de una manera multidisciplinar siendo en nuestro caso el papel de enfermería especialmente importante para el manejo y tratamiento local de la úlcera. Se deben corregir tanto los factores de riesgo como las causas que las producen, así como tratarse de manera quirúrgica y farmacológica.

Tanto para las úlceras arteriales como para las venosas debemos tener controlados factores de riesgo como la hipertensión, la diabetes o la hiperdislipemia, abandonar el hábito tabáquico y realizar ejercicio físico de manera regular. Cuando se trata de una úlcera arterial se debe corregir la falta de flujo sanguíneo mediante la revascularización del miembro afectado. Si no es posible o fracasa se intentarán controlar las consecuencias en la medida de lo posible y evitar su progresión a través de medidas farmacológicas y control de los factores de riesgo. La terapia farmacológica con antiagregantes plaquetarios y estatinas se usa como reductora de nuevas complicaciones y aumentando la supervivencia tras la revascularicación. En el caso de las úlceras venosas se debe actuar sobre el edema y la hipertensión. La terapia compresiva es una medida básica que mejora la cicatrización, disminuyendo el tiempo de curación y el porcentaje de recidivas. En cuanto al tratamiento médico y quirúrgico, solamente la pentoxifilina ha demostrado aumentar la cicatrización, el uso de diuréticos debe considerarse en cosos donde no sea posible o efectiva la terapia compresiva. La safenectomia es la técnica de elección para el tratamiento de las varices superficiales, el by-pass, la angioplastia y valvuloplastia están indicados solo en casos en que esté comprometido el sistema venoso profundo.

El manejo de la ulcera se hará desde el modelo TIME, basado en la preparación del lecho de la herida. En primer lugar haremos el control del tejido no viable, que en el caso de las úlceras arteriales dependerá de si se ha procedido a la revascularización o no del miembro afectado. De no haber sido así se tratará como una necrosis seca y solo emplearemos antisépticos. Para las úlceras arteriales revascularizadas y para las de origen venoso realizaremos la limpieza con suero salino y desbridaremos con cuidado el tejido desvitalizado. En segundo lugar se debe prevenir la aparición de inflamación e infección, siendo esta ultima la complicación más frecuente. En el caso de las úlceras arteriales se debe proceder con antibioterapia sistémica si se detectan signos de infección y si se trata de una úlcera venosa rara vez produce una infección sistémica por lo que se debe tratar la infección de manera local a través de apósitos específicos para estos casos. En tercer lugar deberemos controlar también la producción de exudado. En el caso de las ulceras venosas es especialmente importante, ya que tienden a ser más exudativas. Emplearemos apósitos como espumas o alginatos, que absorben el exudado. Por último, para la recuperación de los bordes epiteliales en las úlceras de origen arterial es necesario que se haya procedido a la revascularización. Hay que evitar el exceso de humedad y los apósitos que sean demasiado adherentes.

Como ya hemos mencionado antes, la infección es una de las complicaciones más frecuentes y puede provocar la cronicidad de las heridas, sin embargo hay otras posibles complicaciones como son la varicoflebitis o varicotrombosis, varicorragia, dermatitis e incluso como última instancia, necrosis.

Se deben adoptar unos hábitos higiénico-posturales para prevenir la aparición de las ulceras vasculares en pacientes de riesgo o para favorecer la

cicatrización en el caso de que ya hayan aparecido. Estas serían las recomendaciones principales para las úlceras arteriales:
- Dieta equilibrada. Aumentando, si es necesario, la ingesta de proteínas y vitamina C.
- Dejar de fumar.
- Realizar ejercicio físico diario, caminar al menos 30 min al día es lo más recomendable.
- Revisar diariamente el estado de los pies.
- Mantener los MMII calientes pero sin usar fuentes directas de calor. Usar calcetines de lana.
- Higiene adecuada de los pies, aclarado minucioso y secar sin frotar.
- Mantener hidratada la piel. Si esta seca usar crema hidratante a base de lanolina. Nunca en pliegues cutáneos ni en piel húmeda.
- No andar descalzos.
- Evitar calzado apretado o demasiado grande, mejor si es de piel.
- No cortar las uñas de los pies con tijeras. Limarlas con una lima de cartón.
- No usar prendas ajustadas de cintura para abajo.
- Evitar la presión de la ropa de la cama en los pies.
- Elevar el cabecero de la cama al dormir unos 15 cm.
- En caso de dolor al caminar o aparición de lesiones acudir al centro sanitario.

Si hablamos de úlceras venosas debemos tener en cuenta estas consideraciones:
- Realizar una buena higiene personal.
- Evitar el calor directo en los pies.
- No usar ropa ajustada que dificulte el retorno venoso.
- Mantener una buena hidratación de la piel.
- Dieta adecuada baja en sal. Bajar de peso en caso de obesidad.
- Procurar tener las piernas elevadas cuando sea posible.
- Dormir con las piernas elevadas unos 15 cm.
- Evitar periodos largos de bipedestación o sedestación.
- Practicar ejercicio físico moderado a diario. Los ejercicios que implican la flexión de las rodillas activan la bomba muscular y mejoran el retorno venoso.

Con todo esto deberíamos poder realizar una atención integral a todos los pacientes que presenten cualquier úlcera vascular o que se encuentre en riesgo de presentar una alteración de este tipo.

10 BIBLIOGRAFÍA

1. Gómez Ayala A.E. Úlceras vasculares. Factores de riesgo, clínica y prevención. Farmacia Profesional. 2008; 22 (6): 33- 38.

2. Contreras Fariñas R, Ibáñez Clemente P, Roldán Valenzuela A, Torres de Castro O.G. Guía de Práctica Clínica. Consenso sobre úlceras vasculares y pie diabético de la Asociación Española de Enfermería Vascular y –heridas (AEEVH). [Internet]. Segunda edición. Sevilla. AEEVH: 2014. [Actualizado 2014; citado 10 Sep 2016]. Disponible en: http://www.aeev.net/pdf/AEEV%2035%20calidad%20web.pdf

3. Rodríguez Peralto J.L, Saiz A, Ortiz P. Dermatología Correlación Clínico Patológica. 1ª Edición. Madrid: Grupo Merini; 2005. Capítulo 150, Úlceras venosas y arteriales; 621-626.

4. Clínica Universidad de Navarra. Diagnóstico y tratamiento de las úlceras varicosas en la clínica. [Internet]. Navarra. [Actualizado 2015; citado 10 Sep 2016]. Disponible en:
https://www.cun.es/enfermedadestratamientos/enfermedades/ulceras-varicosas

5. Arcediano V, Armans E, Barroso M, Carreño P, Fernández F, Martín Paradero V, et al. Conferencia Nacional sobre úlceras de la extremidad inferior. C.O.N.U.E.I.: EdikaMed S.L; 2009.

6. Dvorkin M.A, Duarte M. Bases Fisiológicas de la Práctica Médica. 14º Edición. Madrid: Editorial Médica panamericana; c2010. Capítulo 16. Sistema Vascular; 288-310.

7. Suárez C, Lozano FS, coordinadores, Bellmunt S, Camafort M, Díaz S, Mancera J, Carrasco E, Lobos JM. Documento de consenso multidisciplinar en torno a la enfermedad arterial periférica. 1.ªed. Madrid: Luzán 5, S.A.; 2012.

8. Azcona L. Insuficiencia venosa. Prevención y Tratamiento. Farmacia Profesional. 2008; 22 (10): 36-40.

9. Roldán A. Úlceras vasculares [Sede Web]. Úlceras.net; 2001 [actualizado 2015; acceso 8 sep 2016]. Disponible en:
http://www.ulceras.net/buscar.php?q=ulceras+vasculares

10. Bellmunt Montoya S., Díaz Sánchez S., Sánchez Nevárez I., Fuentes Camps E., Fernández Quesada F., Piquer Farrés N. Criterios de derivación entre niveles asistenciales de pacientes con patología vascular. Documento de consenso semFYC-SEACV. Aten primaria [Internet]. 2012 [acceso 8 sep 2016]; 44(9):555.e1-555.e11. Disponible en:
http://www.elsevier.es/es-revista-atencion-primaria-27-articulo-criterios-derivacion-entre-niveles-asistenciales-S0212656712000972

11. Romero Carro J.M. Enfermedad arterial periférica. Barcelona; Medical Dosplus, S.L.; 2010 [acceso 15 sep 2016]. Disponible en:
http://www.podologiaeuskadi.com/Enfermedad_arterial_periferica.pdf

12. Sánchez Neila N., Hermosa Gelbard A., Gómez LM., Vañó Galván S. Protocolo diagnóstico de las úlceras cutáneas. Medicine [Internet] 2014 [acceso 15 sep 2016]; 11(47).p.2800-2805. Disponible en:
http://www.elsevierinstituciones.com/ficheros/pdf/62/62v11n47a90269131pdf001.pdf

13. De Benito Fernández L. Exploración arterial de los miembros inferiores. Angiología [Internet] 2014 [acceso 20 sep 2016]; 56(3):287-293. Disponible en:
file:///C:/Users/KAPI/Downloads/S0003317004748804_S300_es.pdf

14. Asociación española de enfermería vascular y heridas. Barcelona: AEEV; 2012 [actualizado 2015; acceso 21 sep 2016]. Disponible en:
http://www.aeev.net/arteriografia.php

15. Vidal J. N, Cippitelli M. J. Tratamiento de úlceras venosas de piernas. Revisión bibliográfica. Facultad de ciencias médicas. UNCuyo;

2015.

16. López Fresneña C, de Dios Duarte M.J, Avilés Serrano M, Esquinas Serrano S, Martín Alonso M.T, Torres González J.I. Manual CTO de enfermería. 6º ed. Madrid: CTO editorial; 2013.

17. Jiménez García J, Barroso Vázquez M, Haro Fernández F, Hernández López M.T., Guía de práctica clínica para la prevención y cuidados de las úlceras arteriales. 3º ed. Sevilla: Servicio Andaluz de Salud; 2009.

18. Jozami S, Albertal M, Zaefferer P, Pfund G, Fabiani A. Servicio de cardiología intervencionista y terapéuticas endovasculares. Tratamiento de la isquemia crítica de miembros inferiores. Buenos Aires: Revista argentina de cardiología 2010; 78: 129-133. Disponible en: https://www.researchgate.net/profile/Mariano_Albertal2/publication/45087819_Tratamiento_de_la_isquemia_critica_de_miembros_inferiores/links/0fcfd511b8efe4ee14000000.pdf

19. Salas C. Tratamiento de la insuficiencia (úlcera) venosa crónica. Medwave. 2011; 11(01). Disponible en: http://www.medwave.cl/link.cgi/Medwave/Enfermeria/4845

20. Barón Burgos M.M, Benítez Ramírez M.M, Caparros Cervantes A, Escarvajal López M.E, Martín Espinosa M.T. Ministerio de sanidad, servicios sociales e igualdad. Guía para la prevención y manejo de las UPP y heridas crónicas. Ministerio de sanidad, servicios sociales e igualdad. 1º edición. Melilla: 2015. Disponible en: http://www.ingesa.msssi.gob.es/estadEstudios/documPublica/internet/pdf/Guia_Prevencion_UPP.pdf

21. Roldán Valenzuela A, González Gómez A, Armans Moreno E, Serra Perucho N. Asociación Española de Enfermería Vascular y heridas. Guía de Práctica Clínica. Consenso sobre úlceras vasculares y pie diabético de la Asociación Española de Enfermería Vascular y heridas (AEEVH). 1º edición. Sevilla. AEEVH: 2004.

22. Infomecum Heridas - Guía del manejo de heridas y úlceras por presión y vasculares [Internet]. Infomecum.com. 2016 [citado 27 Septiembre 2016]. Disponible en: http://www.infomecum.com/tratamientos

23. Úlceras.net. Úlceras vasculares: Venosas [Internet]. Úlceras.net. 2016 [citado 22 Septiembre 2016]. Disponible en: http://www.ulceras.net/monografico/103/91/ulceras-venosas.html

24. España G. Complicaciones de las varices [Internet]. Clinicazurbano.com.2014 [citado 22 Septiembre 2016]. Disponible en: http://www.clinicazurbano.com/información-medica-clinica-vascular-madrid/entry/complicaciones-de-las-varices

25. Izaguirre Loroño M. Urgencias Vasculares [Internet]. Galdácano: Gobierno Vasco. Departamento de Sanidad; 2013 [citado 22 Septiembre 2016]. Disponible en: http://www.osakidetza.euskadi.eus/contenidos/informacion/hgal_urgencias_doc_encia/es_hgal/adjuntos/urgenciasVasculares13.pdf

26. Iglesias, R., Barutell, L., Artola, S., Serrano, R., (2014). Resumen de las recomendaciones de la American Diabetes Association (ADA) 2014 para la práctica clínica en el manejo de la diabetes mellitus. *Diabetes Práctica, 5* (SuplExtr 2), 1-24

27. Revista Española de Cardiología: Novedades en hipertensión arterial y diabetes de 2010. [Revista en internet] 2016 Julio. [Acceso 19 de Junio de 2016]; 64 (Supl. 1): Pp 20-9. Disponible en: http://www.revespcardiol.org/es/novedades-hipertension-arterial-diabetes-2010/articulo/13190543/

28. Martínez Gómez D. Cuidados del Pie Diabético. 2°ed. Madrid: Arán Ediciones; 2007.

29. Santiago González J. Úlceras en extremidades inferiores de etiología vascular y pie diabético. Universidad del País Vasco; 2013. Disponible en: https://addi.ehu.es/bitstream/10810/10319/2/Jessica%20Santiago%20Gonz%C3%A1lez.pdf

30. Martín Gil I. Guía rápida y póster sobre el manejo de úlceras venosas, arteriales y úlceras en pie diabético. Universidad Pública de Navarra; 2015. Disponible en:
http://academica-e.unavarra.es/bitstream/handle/2454/18588/Irene%20Mart%C3%ADn%20Gil.pdf?sequence=1&isAllowed=y

31. Hospital Universitario Ramón y Cajal. Úlceras vasculares. Protocolo

de cuidados. [Internet]. Madrid: Hospital Universitario Ramón y Cajal; 2005 [citado 22 Septiembre 2016]. Disponible en: http://www.madrid.org/cs/Satellite?blobcol=urldata&blobheader=application%2Fpdf&blobkey=id&blobtable=MungoBlobs&blobwhere=1202756185571&ssbinary=true

32. Fisterra.com, Atención Primaria en la Red. Cuidados del pie diabético [sede Web]. La Coruña: Elsevier [actualizada en 24 marzo 2010; acceso 2 de abril de 2010]. Disponible en: http://www.fisterra.com/salud/1infoConse/pieDiabetico.asp

33. American Academy of OrthopaedicSurgeons. Cuidado del pie diabético (Care of theDiabeticFoot) [sede Web]. [Actualizada en Enero 2013; acceso 5 Mayo de 2016]. Disponible en: http://orthoinfo.aaos.org/topic.cfm?topic=A00698

34. Urgomedical.es. Prevención de úlceras vasculares [Internet]. Prevención de úlceras. 2016 [citado 22 Septiembre 2016]. Disponible en: http://prevencion-ulceras.urgomedical.es/prevencion-de-ulceras-vasculares/

35. López Pañella N. Intervención multifactorial de Enfermería para el tratamiento de la úlcera venosa. Universidad de Lérida; 2013. Disponible en: http://repositori.udl.cat/bitstream/handle/10459.1/47008/nlopezp.pdf?sequence=1

36. E. Azón López, J. Hernández Pérez, E. Mir Ramos. Evidencia científica sobre el uso del aceite de rosa mosqueta en el embarazo: una revisión bibliográfica. MEDICINA NATURISTA. 2013; Vol.7 N. º2:94-98 I.S.S.N.:1576-3080.

37. García Burguillos M. Recomendaciones nutricionales en caso de úlceras por presión y heridas crónicas [Internet]. Sociedad Andaluza de Nutrición. 2010 [citado 22 Septiembre 2016]. Disponible en: http://sancyd.es/comedores/discapacitados/alimentacion.ulceras.por.presion.php

38. Consejería de Sanidad de Cantabria. Consejos para una alimentación sana y equilibrada [Internet]. Consejería de Sanidad de Cantabria. 2016 [citado 22 Septiembre 2016]. Disponible en: http://www.saludcantabria.es/index.php/consejos-para-una-alimentacionsana-y-equilibrada

39. Pérez C. Dieta equilibrada: cómo debe ser [Internet]. Natursan. 2016 [citado 22 Septiembre 2016]. Disponible en: http://www.natursan.net/dieta-equilibrada/

40. Asociación Española de Enfermería Vascular. Consenso sobre úlceras vasculares y pie diabético de la Asociación Española de Enfermería Vascular. 1° ed. Sevilla: AEEV; 2005. Disponible en: http://www.aeev.net/guias/consenso2005.pdf

41. Cifuentes Hoyos V, Giraldo Hoyos A. Factores de riesgo para el pie diabético en pacientes con diabetes mellitus tipo 2. Medellín (Colombia): Grupo observatorio de la salud pública. Facultad de medicina. Universidad CES; 2010. Disponible en: http://bdigital.ces.edu.co:8080/dspace/bitstream/123456789/893/2/FACTORES%20DE%20RIESGO%20CAUSANTES%20DE%20PIE%20DIABETICO.pdf

42. MedlinePlus.gov. Riesgos del consumo de alcohol para la salud [Internet]. MedlinePlus. 2016 [citado 22 Septiembre 2016]. Disponible en: https://medlineplus.gov/spanish/ency/patientinstructions/000494.htm

11 ANEXOS

ANEXO 1. TABLA 1.

Tabla 1. Diagnóstico diferencial.

ANAMNESIS	HTD. DM. DL. Tabaco.	Insuficiencia venosa crónica.
TIPO DE ÚLCERA	Arterial.	Venosa.
DOLOR	Muy importante.	Leve.
LOCALIZACIÓN	Prominencias óseas, zonas de roce.	Maléolos internos, 1/3 inferior de la pierna.
PULSO	Débil o ausente.	Presente.
CARACTERÍSTICAS	Secas, piel pálida y fría, brillante, blanquecina, pérdida de anejos, uñas engrosadas	Exudativas, edematizadas, eccematosas, piel enrojecida, calor local, varicosidades, prurito.

Fuente: Roldán A. Características diferenciales. Úlceras.net; 2001 [acceso 8 sep 2016]. Disponible en: http://www.ulceras.net/buscar.php?q=ulceras+vasculares

EDITOR: *Diego Molina Ruiz*

ANEXO 2. FIGURA 1.

Figura 1. Cuestionario de Edimburgo.

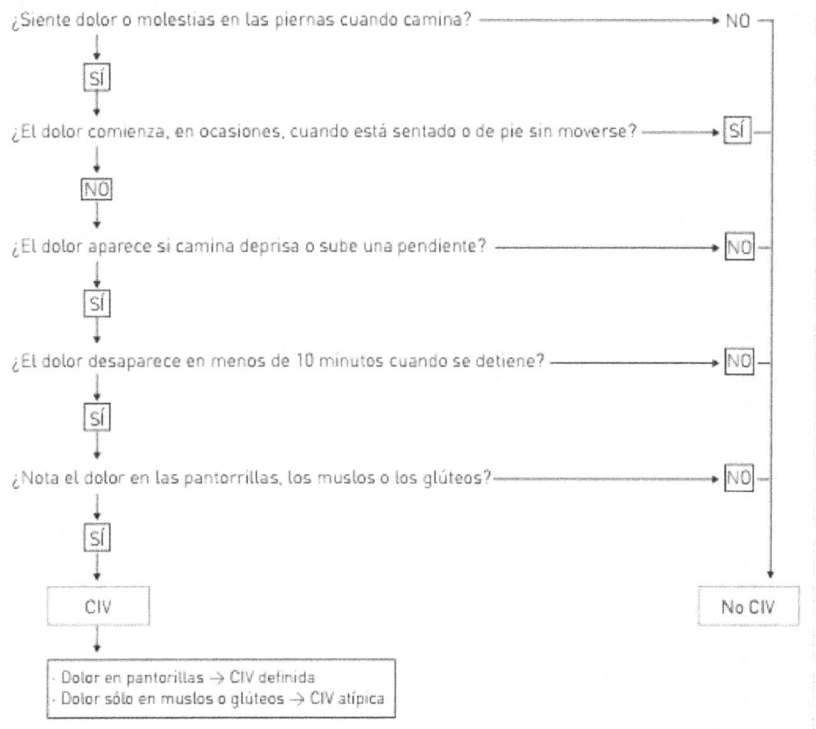

CIV: Claudicación Intermitente Vascular

Fuente: Romero Carro JM. Cuestionario de Edimburgo [Internet]. Medical Dosplus; 2010. [Citado 20 sep 2016]. Disponible en:

http://www.podologiaeuskadi.com/Enfermedad_arterial_periferica.pdf

EDITOR: *Diego Molina Ruiz*

ANEXO 3. FIGURA 2.

Figura 2. Inspección de los MMII.

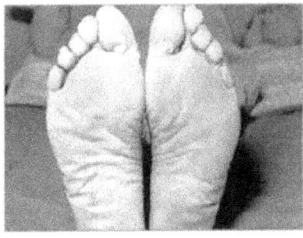
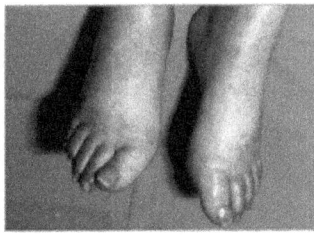

· Pie pálido a la elevación, con rubor secundario con el declive.

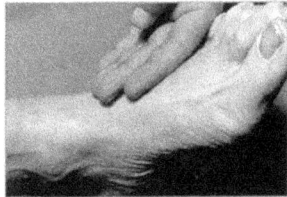
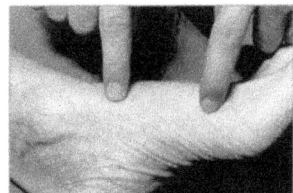

· Pies fríos, con ausencia de pulsos y pérdida de los anejos cutáneos.

· Disminución de la replección capilar y venosa.

Fuente: Romero Carro JM. Inspección de la extremidad [Internet]. Medical Dosplus; 2010 [citado 20 sep 2016]. Disponible en:
http://www.podologiaeuskadi.com/Enfermedad_arterial_periferica.pdf

EDITOR: *Diego Molina Ruiz*

ANEXO 4. TABLA 2

Tabla 2. Modelo TIME

T= tejido, no viable	**Control del tejido no viable**
I= infección o inflamación	Control de la infección y de la inflamación
M= Desequilibrio de la humedad (moisture: humedad en inglés)	Control del exudado
E= Borde de la herida que no mejora o que está debilitado (edge: borde en inglés)	Estimulación de los bordes epiteliales

Fuente: elaboración propia

EDITOR: *Diego Molina Ruiz*

ANEXO 5. FIGURA 3

Figura 3. Modelo TIME

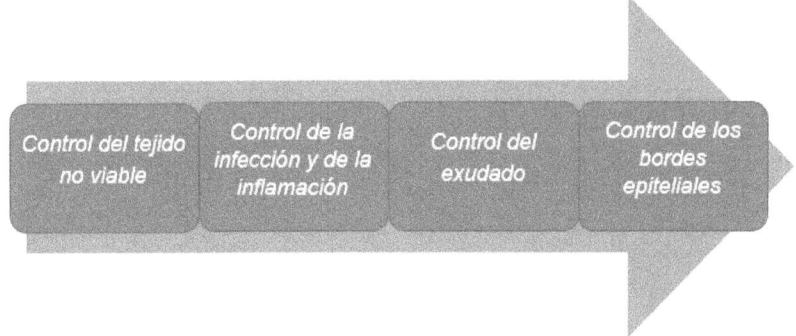

Fuente: Contreras Fariñas R, Ibáñez Clemente P, Roldán Valenzuela A, Torres de Castro O.G. Asociación Española de Enfermería Vascular y Heridas. Consenso sobre úlceras vasculares y pie diabético de la Asociación Española de Enfermería Vascular y Heridas. 2º ed. Sevilla: AEEVH; 2014.

EDITOR: *Diego Molina Ruiz*

ANEXO 6. TABLA 3

Tabla 3. Productos para la prevención y tratamiento de las úlceras.

TIPO	INDICACIONES
Hidrogel	Tejido necrótico seco. Contraindicado en úlceras exudativas
Alginato/Hidrofibra	Úlceras exudativas
Espumas	Úlceras exudativas. Para todas las fases de cicatrización.
Hidrocoloides	Desbridamiento autolítico. Exudado leve. Epitelización.
Siliconas	Para todas las fases de cicatrización y niveles de exudado. Protección de la piel.
Emolientes	Hidratación de la piel. Eccemas
Ácidos grasos hiperoxigenados	Prevención de úlceras. Pieles frágiles.
Plata	Antimicrobiano. Infección.
Iodo	Antimicrobiano. Infección.
PHMB	Antimicrobiano. Úlceras desde contaminadas a infectadas

EDITOR: *Diego Molina Ruiz*

Carbón	Control del olor.

Fuente: elaboración propia.

ANEXO 7. TABLA 4

Tabla 4. Guía de apósitos según el lecho de la herida.

Tejido del lecho	Preparación del lecho de la herida	Apósito
Necrótico seco	Desbridamiento si procede	- Hidrogel - Colagenasa
Esfacelo amarillo	- Limpieza - Desbridamiento si procede - Control de la carga bacteriana	- Polihexanida-betaina - Hidrogel - Colagenasa - Urokinasa
Esfacelo amarillo exudativo	- Limpieza - Desbridamiento si procede - Gestión del exudado - Control de la carga bacteriana - Cuidado de la piel	- Polihexanida-betaina - Apósito absorbente (alginato/hidrofibra/espuma) - Productos barrera
Granulación exudativa	- Limpieza - Gestión del exudado - Cuidado de la piel	- Apósito absorbente (alginato/hidrofibra/espuma) - Apósito de baja adherencia (silicona)
Epitelización	- Estimulación de los bordes	- Hidrocoloide extrafino - Apósito de baja adherencia (silicona)

Infección exudativa	- Limpieza - Desbridamiento si procede - Gestión del exudado - Control de la carga bacteriana - Cuidado de la piel	- Polihexanida-betaina - Apósito antimicrobiano.

Fuente: Contreras Fariñas R, Ibañez Clemente P, Roldán Valenzuela A, Torres de Castro O.G. Asociación Española de Enfermería Vascular y Heridas. Consenso sobre úlceras vasculares y pie diabético de la Asociación Española de Enfermería Vascular y Heridas. 2º ed. Sevilla: AEEVH; 2014.

ANEXO 8. FIGURA 4.

Figura 4. Apósito de alginato.

Fuente: Infomecum Heridas - Guía del manejo de heridas y úlceras por presión y vasculares [Internet]. Infomecum.com. 2016 [citado 27 Septiembre 2016]. Disponible en: http://www.infomecum.com/tratamientos

EDITOR: *Diego Molina Ruiz*

ANEXO 9. FIGURA 5.

Figura 5. Apósito de espuma de poliuretano.

Fuente: Infomecum Heridas - Guía del manejo de heridas y úlceras por presión y vasculares [Internet]. Infomecum.com. 2016 [citado 27 Septiembre 2016]. Disponible en: http://www.infomecum.com/tratamientos

EDITOR: *Diego Molina Ruiz*

ANEXO 10. FIGURA 6.

Figura 6. Apósito de espuma con bordes.

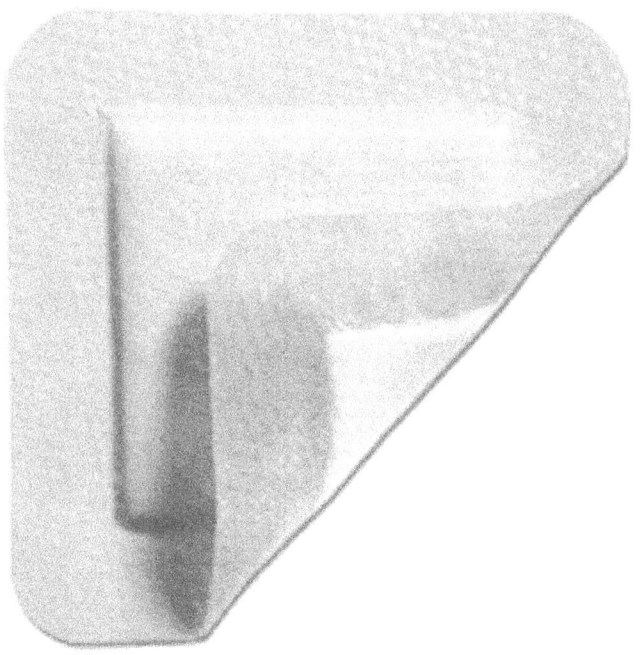

Fuente: Infomecum Heridas - Guía del manejo de heridas y úlceras por presión y vasculares [Internet]. Infomecum.com. 2016 [citado 27 Septiembre 2016]. Disponible en: http://www.infomecum.com/tratamientos

EDITOR: *Diego Molina Ruiz*

ANEXO 11. FIGURA 7.

Figura 7. Apósito hidrocoloide autoadhesivo estéril.

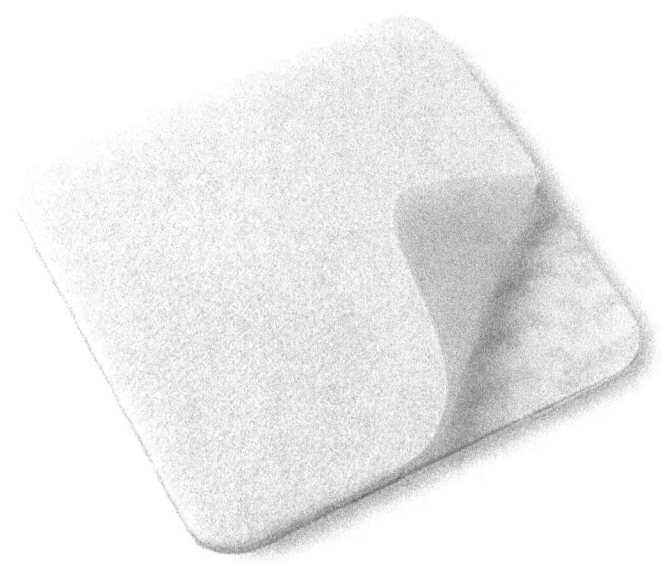

Fuente: Infomecum Heridas - Guía del manejo de heridas y úlceras por presión y vasculares [Internet]. Infomecum.com. 2016 [citado 27 Septiembre 2016]. Disponible en: http://www.infomecum.com/tratamientos

EDITOR: *Diego Molina Ruiz*

ANEXO 12. FIGURA 8.

Figura 8. Apósito siliconado.

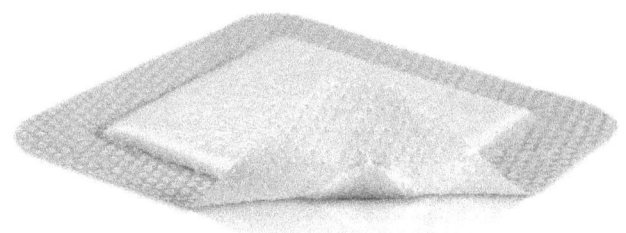

Fuente: Infomecum Heridas - Guía del manejo de heridas y úlceras por presión y vasculares [Internet]. Infomecum.com. 2016 [citado 27 Septiembre 2016]. Disponible en: http://www.infomecum.com/tratamientos

EDITOR: *Diego Molina Ruiz*

ANEXO 13. FIGURA 9

Figura 9. Malla de plata.

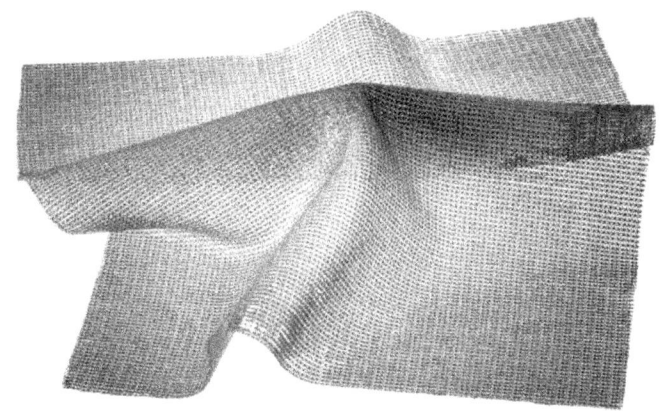

Fuente: Infomecum Heridas - Guía del manejo de heridas y úlceras por presión y vasculares [Internet]. Infomecum.com. 2016 [citado 27 Septiembre 2016]. Disponible en: http://www.infomecum.com/tratamientos

EDITOR: *Diego Molina Ruiz*

ANEXO 14. FIGURA 10.

Figura 10. Ácidos grasos hiperoxigenados.

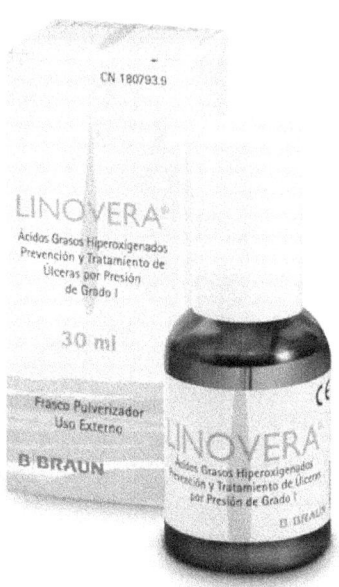

Fuente: Infomecum Heridas - Guía del manejo de heridas y úlceras por presión y vasculares [Internet]. Infomecum.com. 2016 [citado 27 Septiembre 2016]. Disponible en: http://www.infomecum.com/tratamientos

EDITOR: *Diego Molina Ruiz*

ANEXO 15. TABLA 5

Tabla 5. Pirámide de la alimentación.

Grasas, aceites y dulces (usar escasamente	
Leche, yogur y queso (2 a 3 porciones)	Carnes, pescados, aves, huevos, legumbres y frutos secos (2 a 3 porciones)
Vegetales (3 a 5 porciones)	
Frutas (2 a 5 porciones)	
Pan, cereales, pasta y arroz (6 a 11 porciones)	

Fuente: Elaboración propia

EDITOR: *Diego Molina Ruiz*

ANEXO 16. TABLA 6

Tabla 5. Frecuencia de alimentos.

DIARIAMENTE	VARIAS VECES A LA SEMANA	EN OCASIONES (Para úlceras vasculares EVITAR)
-Verduras	-Pescados	-Bollería industrial
-Frutas	-Carnes (no roja)	-Dulces
-Hortalizas	-Huevos	-Fritos
-Cereales	-Legumbres	-Refrescos
-Lácteos	-Frutos secos	
-Aceite de oliva	-Embutidos	
-Arroz		
-Pasta		
-Agua: 1-2 litros		

Fuente: Elaboración propia

EDITOR: *Diego Molina Ruiz*

SOBRE EL EDITOR

DIEGO MOLINA RUIZ, Puertollano (Ciudad Real), 15 de Febrero de 1959.

Formación académica

Licenciado en Enfermería. Universidad Hogeschool Zeeland (Holanda) 2002. Especialista en Enfermería Médico-Quirúrgica. Master en Ciencias de la Enfermería. Universidad de Huelva. Diploma de Estudios Avanzados en Medicina Preventiva y Salud Pública, Universidad de Huelva.

Lugar de trabajo

Enfermero Comunitario UGC Gibraleón del Distrito Sanitario Huelva Costa Condado Campiña.

Profesor asociado Departamento de Enfermería, Universidad de Huelva.

Experiencia previa

Autor y Editor de literatura científica en editorial especializada CC SS. Enfo Ediciones, FUDEN, Madrid.

Como docente ha impartido los Módulos 6 sobre Técnicas de Resonancia Magnética y 7 sobre Técnicas de asistencia en Exploraciones Ecográficas del Curso de Formación Profesional Ocupacional "Técnico en Radiodiagnóstico" con Expediente 98/2005/J/221 y Nº 21 – 15, de la Consejería de Empleo de la Junta de Andalucía, con un total de 250 horas docentes.

Desde 2006 desarrolla labor docente como profesor asociado en la Universidad de Huelva.

EDITOR: *Diego Molina Ruiz*

Experiencia investigadora

- **Líneas de investigación:** Salud Laboral, Atención Primaria, Preanalítica, Salud Mental.
- **Participación en proyectos de investigación**
  - Investigador colaborador en el proyecto FIS 12/ 1099.
  - En la actualidad participa en un proyecto de investigación en salud FIS.
- **Participación en proyectos editoriales**

   Más de 40 artículos publicados en revistas de enfermería y biomédicas, nacionales e internacionales. Más de 65 capítulos de libros y 36 libros como autor y coordinador.

Otros méritos

Miembro del Comité de Ética Asistencial de Huelva.

SOBRE LOS AUTORES

ALBA FLORES REYES, Huelva, 19 Noviembre de 1993

Formación académica

Graduada en Enfermería. Universidad de Huelva curso académico 2014/2015.

Máster en Dirección y Gestión de Enfermería año 2016. Universidad Europea de Madrid (UEM).

Diploma de Personal Competencies Trainer año 2016. Universidad Europea de Madrid (UEM).

Experiencia previa

Amplia formación universitaria con prácticas asistenciales en diferentes ámbitos: Hospital de día Juan Ramón Jiménez (Enero-Abril curso académico 2012/2013); Centro de Salud "El Molino"(Mayo-Junio curso académico 2012/2013); Área Quirúrgica Juan Ramón Jiménez (Septiembre-Noviembre curso académico 2013/2014); Medicina Interna Infanta Elena (Enero-Febrero curso académico 2013/2014); Laboratorio y Rx Infanta Elena (Marzo-Abril curso académico 2013/2014); Centro de salud "La Orden" (Mayo-Junio curso académico 2013/2014); Pediatría-Neonatos-UCIN Juan Ramón Jiménez (Septiembre-Noviembre curso académico 2014/2015); Urgencias infanta Elena (Noviembre-Diciembre curso académico 2014/2015); Comunidad Terapéutica Vázquez Díaz (Enero-Marzo curso académico 2014/2015); Unidad de Cuidados Intensivos Polivalente Juan Ramón Jiménez (Marzo-Mayo-Junio curso académico 2014/2015).

Desde 2014 realiza actividades de voluntariado en Cruz Roja en proyectos de "Infancia Hospitalizada".

Monotiora en Jornadas Masivas de RCP Básica en Instituto Alto Conquero (Huelva), invitada por 061, en Octubre de 2014.

Participación en Encuentros CONCIENCIA diabetes desde el año 2013.

Publicaciones

Coordinadora del libro 1 *Heridas Agudas*, de la colección *Notas sobre el cuidado de Heridas*. (Libro impreso). Editado por Molina Moreno Editores. Con ISBN-10: 1534657053, en Primera Edición de 13 de Junio de 2016.

Coautora del libro 12 *Pie Diabético*, de la colección *Notas sobre el cuidado de Heridas*. (Libro impreso). Editado por Molina Moreno Editores. Con ISBN-10: 153774108X, en Primera Edición de 16 de Septiembre de 2016.

Coordinadora del libro 4 *Heridas Quirúrgicas*, de la colección *Notas sobre el cuidado de Heridas*. (Libro impreso). Editado por Molina Moreno Editores. Con ISBN-10: 1537755234, en Primera Edición de 17 de Septiembre de 2016.

Autora del libro Jóvenes y Diabetes – *Uso del Medidor Continuo de Glucosa*, de la colección *Mi Trabajo Fin de Grado*. (Libro impreso). Editado por Molina Moreno Editores. Con ISBN-10: 1539305740, en Primera Edición de 30 de Septiembre de 2016.

LAURA DELGADO MÁRQUEZ, Zalamea la Real (Huelva), 21 de diciembre de 1993.

Formación académica

Graduado en Enfermería. Universidad de Enfermería, Campus de El Carmen (Huelva) 2015. Máster de título propio en Urgencias, Emergencias y Catástrofes. Universidad Cardenal Herrera (Valencia).

Lugar de trabajo

Enfermera de urgencias y planta polivalente en Clínica Salus Menorca.

Publicaciones

Coautora del libro 5 *Guía de Heridas Crónicas*, de la colección *Notas sobre el cuidado de Heridas*. (Libro impreso). Editado por Molina Moreno Editores. Con ISBN-10: 1534657053, en Primera Edición de 26 de Septiembre de 2016.

TÍTULOS DE LA COLECCIÓN
Notas sobre el cuidado de heridas (15 Libros)

Libro 1: **HERIDAS AGUDAS.** *Notas sobre el cuidado de heridas. Vol. 1*
Libro 2: **QUEMADURAS.** *Notas sobre el cuidado de heridas. Vol. 2*
Libro 3: **HERIDAS TRAUMÁTICAS.** *Notas sobre el cuidado de heridas. Vol. 3*
Libro 4: **HERIDAS QUIRURGICAS.** *Notas sobre el cuidado de heridas. Vol. 4*
Libro 5: **HERIDAS CRONICAS.** *Notas sobre el cuidado de heridas. Vol. 5*
Libro 6: **HERIDAS INFECTADAS.** *Notas sobre el cuidado de heridas. Vol. 6*
Libro 7: **LESIONES CUTÁNEAS.** *Notas sobre el cuidado de heridas. Vol. 7*
Libro 8: **CUIDADO OSTOMIZADOS.** *Notas sobre el cuidado de heridas. Vol. 8*
Libro 9: **CUIDADO TRAQUEOSTOMÍAS.** *Notas sobre el cuidado de heridas. Vol. 9*
Libro 10: **DERIVACIONES CUTÁNEAS.** *Notas sobre el cuidado de heridas. Vol. 10*
Libro 11: **ÚLCERAS POR PRESIÓN.** *Notas sobre el cuidado de heridas. Vol. 11*
Libro 12: **PIE DIABÉTICO.** *Notas sobre el cuidado de heridas. Vol. 12*
Libro 13: **ÚLCERAS VASCULARES.** *Notas sobre el cuidado de heridas. Vol. 13*
Libro 14: **ÚLCERAS EXTRIMIDAD INFERIOR.** *Notas sobre el cuidado de heridas. Vol. 14*
Libro 15: **COMPENDIO DE HERIDAS.** *Notas sobre el cuidado de heridas. Vol. 15*

EDITOR: *Diego Molina Ruiz*

Nota del Editor:

Para poder atender cualquier consulta relacionada con el presente libro o bien con la colección a la que pertenece, quedo en todo momento a disposición de todos los lectores en la siguiente dirección de correo electrónico:

molina.moreno.editores@gmail.com

Edición impresa en papel y ebook disponible en:

www.amazon.com y www.amazon.es

EDITOR: *Diego Molina Ruiz*

Copyright © 2016 Diego Molina Ruiz

Edita: Molina Moreno Editores molina.moreno.editores@gmail.com

Diseño de portada: Diego Molina Ruiz

Título del Libro: Úlceras Vasculares

Libro número 13

Serie: Notas sobre el cuidado de Heridas

Primera edición: 07/10/2016

Tapa blanda, número de páginas: 108

Autoría:

Autora: Alba Flores Reyes

Autora: Laura Delgado Márquez

Diego Molina Ruiz Ed.

All rights reserved / Todos los derechos reservados

ISBN-10: 1539491455
ISBN-13: 978-1539491453

Edición impresa en papel y ebook disponible en:
www.amazon.com y www.amazon.es

Todos los derechos reservados. Este libro o cualquiera de sus partes no podrán ser reproducidos ni archivados en sistemas recuperables, ni transmitidos en ninguna forma o por ningún medio, ya sean mecánicos o electrónicos, fotocopiadoras, grabaciones o cualquier otro sin el permiso previo de los titulares del Copyright. Las imágenes han sido cedidas por los autores y se prohíbe la reproducción total o parcial de las mismas.

www.ingramcontent.com/pod-product-compliance
Lightning Source LLC
Chambersburg PA
CBHW060355190526
45169CB00002B/607